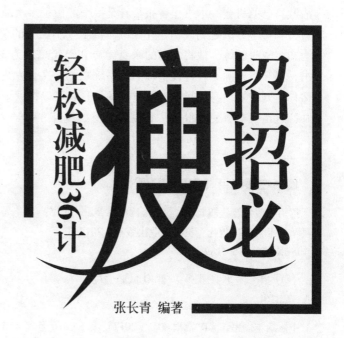

轻松减肥36计 瘦 招招必

张长青 编著

机械工业出版社
CHINA MACHINE PRESS

科学技术文献出版社
SCIENTIFIC AND TECHNICAL DOCUMENTATION PRESS

有多少人尝试过减肥瘦身，却以失败告终！究其原因，除了方法不对，主要还是因为心理调整不到位，没有将正确的方法变成健康的习惯，最终放弃了战胜自己的机会。本书作者张长青是一个经历了多次减肥失败，最终用自己的毅力和科学方法减肥成功，并保持体重至今不反弹的前"胖友"，他现在已成为知名瘦身教练。他将自己的亲身经历和经验总结为36个方面的问题写成本书，倡导在正确心理建设基础上的系统减肥。这套方案不仅科学、健康，可以帮你达到成功瘦身的目的，更重要的是，它可以持续地起作用，不会让体重反弹。这是一个将使"胖友"们受益终身的瘦身方案。

图书在版编目（CIP）数据

招招必瘦：轻松减肥36计／张长青编著. —北京：

科学技术文献出版社：机械工业出版社，2017.6

ISBN 978-7-5189-2689-3

Ⅰ.①招… Ⅱ.①张… Ⅲ.①减肥-方法

Ⅳ.①R161

中国版本图书馆 CIP 数据核字（2017）第 100816 号

机械工业出版社（北京市百万庄大街22号　邮政编码100037）
策划编辑：谢欣新　　　　　　　责任编辑：刘建光
责任校对：王　延　张　征　　　封面设计：吕凤英
责任印制：李　飞
北京汇林印务有限公司印刷

2017 年 6 月第 1 版·第 1 次印刷
169mm×239mm·8.5 印张·109 千字
标准书号：ISBN 978-7-5189-2689-3
定价：35.00 元

凡购本书，如有缺页、倒页、脱页，由本社发行部调换
电话服务　　　　　　　　　　网络服务
服务咨询热线：010-88361066　　机 工 官 网：www.cmpbook.com
读者购书热线：010-68326294　　机 工 官 博：weibo.com/cmp1952
　　　　　　　010-88379203　　金 书 网：www.golden-book.com
封面无防伪标均为盗版　　　　教育服务网：www.cmpedu.com

前　言

　　减肥开始，失败，反弹，再开始，再失败，再反弹，直至胜利——这就是很多人减肥的过程。但是，并不是所有的人都可以到达最终的成功。我 2008 年曾经 100 天减肥 100 斤。在此之前，我也是经历了多次开始、失败、反弹的过程，可喜的是我最终成功了，并保持体重至今不反弹。一路走来我感慨颇多，由实践到认识，由认识到实践，多次反复，才取得成功。但我也在现实的痛苦中挣扎过。

　　我不知道朋友们有过什么样的减肥经历，我试过无数种减肥法，始终没办法逃脱反弹的噩梦。健身房运动一旦松懈，赘肉会马上反攻；节食减肥一旦中止，体重立即反弹。运动吧，游泳不会，跑步机太累；节食吧，我真的难以忍受什么都不吃的生活。俗话说，吃饭容易，减肥不易，且吃且担心。我曾因为体重达到了 250 斤而买不到合适的衣服，也没有女孩喜欢，找工作时面试官看到我的体型连连摇头。我在人生的前 20 多年一直被肥胖的阴影折磨。难道我的人生就该如此吗？我的回答是 NO！消除脂肪、去掉赘肉、健康减肥，成了我接下来的重要目标。

　　于是，一场减肥战正式打响，我需要战胜的，也是最难战胜的，是我自己。从今天开始我就要挑战自己。

　　我没有用速效减肥药，也没有所谓的秘诀，我是一个真的用自己的毅力和科学方法减肥成功的人。看完这本书，我只希望你能有健康的生活方式，它可以帮你达到成功瘦身的目的。更重要的是，它不仅科学、健康，还可以持续地起作用，绝对不会让你的体重反弹。这是一个让你受益终身的瘦身计划。

瘦身，也就是减肥，是现在的热门话题，而且一定是今后很长一段时间里的热门话题。有很多人都热衷于瘦身。超重的人想瘦，很瘦的女孩想局部再瘦。但是，有统计表明，曾尝试过减肥的人，只有2%的人真正成功而且能够保持。大多数人只是瘦身一段时间，体重降下来了，一旦停止努力，体重又会反弹，甚至可能还超过以前。

　　你必须知道的是，错误的瘦身方法不仅是暂时的，甚至是有害无益的。它可能会对脏器造成损害，包括内脏、大脑、神经系统甚至内分泌系统都会受到损害，有些损害甚至是不可逆转的。已经有不少人因为不当的瘦身而失去生命。

　　所以我只是通过自己成功的经历以及这几年帮助数千名胖友成功瘦身的经历告诉大家，要减肥，首先要做的是调整好自己的心理，其次才是选择正确的减肥方法。

　　心理方面怎么调节呢？首先，要制订一个可行的方案，比如，一个月要瘦身10斤，那么就是平均一周要瘦2.5斤，如果本周没有完成，那么下周需要继续加油努力，不要松懈。其次，要做充分的心理准备，排除错误的减肥心理。

　　减肥，既是爱惜自己，也是爱惜家人，一个肥胖的人有了健康的隐患，也是对家人的不负责。一个懒惰的人能带给家人正能量吗？减肥不要只是说说而已，从现在开始制订目标计划，并付诸行动，保证每天再忙也抽出减肥的时间，记录减肥的点滴。为了明天的美丽和健康，今天请保持正能量和积极的态度！相信我，当你摆脱肥胖的阴影时，回顾今天的选择，你会觉得它无比正确。

目　录

| 第一章 |

解答读者最关心的问题

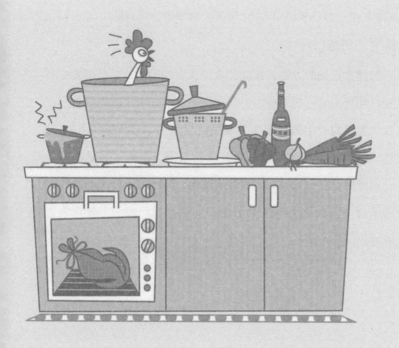

1. 总是无法坚持怎么办

（1）坚定信念

我之所以可以做到 100 天减肥 100 斤[⊖]，其实就是靠着顽强的意志和坚定的信念。我记得小 S 说过"要么瘦，要么死，体重在 3 位数以上的女人没有前途!"小 S 减肥的至理名言其实适用于所有人而不仅仅是女人。我们就算不为了美丽，也不为了谈恋爱、找工作而减肥，也应该为了健康而减肥。朋友们，为了美丽，为了健康，开始减肥吧! 不要有任何借口，这一次我们必须成功。加油!

（2）为自己找个"陪练"

其实减肥只有一种健康正确的方法，那就是合理饮食加运动。只是很多人光说不练，其实只要行动起来减肥是不难的。如果觉得自己一个人减肥很难坚持，那么就为自己找个合适的"陪练"吧! 我减肥时母亲为了让我坚持下去，也天天和我一起锻炼，这样家里就形成了一个健康的氛围，这就是减肥的开始。其实你只是缺乏自觉性而已，如果有人监督或陪伴，减肥就不是那么难的事情。如果真的能够坚持下去，那么请大家记住四句话：找对方法，制订目标，结伴而行，勇敢地迈出第一步!

⊖ 1 斤 = 0.5 千克。

2

2. 如何控制食欲

很多胖友对甜、咸以及淀粉类食物的渴望会在晚上 8 点左右到达顶峰。但我们的身体更喜欢在晚上当我们狼吞虎咽的时候将食物转化为脂肪存储起来。以往的研究已显示，在早上吃大餐的人比那些将大餐留到晚上吃的人能减掉更多重量 ——即使他们整体的卡路里摄入量是相同的。

所以，如果你晚上总是无法控制食欲，那你就需要调整你的心态。来看看我为你提供的遏制食欲甚至完全杜绝深夜饥饿发生的方法吧。

（1）早些去睡觉

当你的饥饿程度达到最高峰时，你不可能睡得着或者感到困倦。也许你的工作日程排得很满，不可能早睡。但每当你有机会早睡时，尽可能早点上床入睡，以便将深夜饥饿扼杀在摇篮里。这样，当你想吃东西的欲望最强烈的时候你可能已经睡着了。所以按时作息是必要的，同时家里不要准备太多零食，否则你会因为屡屡犯错而后悔。

（2）别在看电视的时候吃东西

晚上很多人喜欢看电视，当你坐在电视机前看着深夜剧，千万别让一包薯条或者一包瓜子陪伴你左右。因为此时你只会集中注意力看屏幕里发生了什么，而根本不会注意你送进嘴里多少东西。在这些容易暴饮暴食的时间段里，一定要时刻提醒自己注意！

（3）想吃东西时先嚼口香糖，想喝饮料时先喝水

嚼口香糖可以让你的嘴忙起来，并且口香糖味道很好，同时它对你的大脑发出你正在吃东西的信号。咀嚼的动作会让血液涌向你的下丘脑，这将导致你的大脑释放让你感觉良好的化学元素 5-羟色胺。你的意识里会觉得现在大吃一顿糖果似乎也没那么重要了。无糖薄荷口香糖对胖友们来说是最佳选择，薄

荷的味道可以让你减少饥饿感并且消耗更少的热量，而且往往嚼几分钟后，饥饿感会下降。喝水也是同样的道理，很多人尤其夏天渴了想喝饮料，其实你只是渴了而已，就这么简单的生理需求，而你喝下一杯水后也许就不再想喝饮料了。你一定要记住：饮料永远比水更容易让你变胖。

3. 怎样在短时间内把体重减下来

短期内减肥成功不是没有可能。首先要从心理上进行调整。

（1）充满信心，马上行动

要想减肥成功，首先要内心强大，不能总是自暴自弃或者怀疑自己是否能够坚持。其次要有健康的减肥方法。健康的方法只有合理饮食加运动。无论男女老少，即使不需要减肥，适当锻炼总是必要的，这也是长寿的必备要素。所以千万不要懒惰，应该每天坚持适当锻炼。减肥的朋友建议每天进行40分钟以上中强度的有氧运动，而且要持续坚持。如果总是三天打渔两天晒网或者锻炼5分钟休息5分钟，肯定是不行的。循序渐进地增加运动强度和时间，就会有意想不到的效果。减肥是一个自我改变的过程，我记得一位哲人说过：我们要得到我们想要的，只要做对两件事情，一件是找对目标，另一件就是马上行动。现在，没有理由再等待了，马上行动吧！

（2）增强心理素质，不达目的不罢休

很多朋友在开始减肥后不久就会产生疑问：我已经努力了这么长时间，但是离标准体重还是有很远的距离，我是不是还要继续呢？我给你的建议是，如果体重下降快应注意不松懈，如果下降慢就更要加强心理抗压能力，不断与失落、气馁等负面情绪做斗争，沉下心来仔细分析自己是否按照既定方法做好了。曾经有一位朋友来找我帮她瘦身，我要求她按照我设计的饮食方案执行，必须坚持天天做操并且向我反馈每日三餐和早晨空腹体重。一周后她向我反馈，开始的两三天她的体重还减得挺快，但是之后体重就基本不变了，这个时候我并没急着做判断，而是仔细询问了她的饮食、运动情况和生活细节，被我发现问题所在——熬夜和节食。因为热量摄入太少，致使她一周的精神状态很差，无法保证运动的正常进行，瘦身的效果不好也就不奇怪了。举这个例子是想告诉大家，减肥一定不要急于求成，稳住自己的情绪，只要行动起来，就坚持到底，不达目的不罢休！

4. 如何做到不反弹

常听到一些人说："我是容易胖的体质，怎么样都瘦不下来。"还有人说："瘦下来后没注意又反弹了。"还有的人对我说："你们这些减肥成功的人真幸运，瘦下来后想吃什么就可以吃什么。"是的，像很多减肥成功的朋友一样，我们要感谢上天赐予我们坚定的毅力并使我们始终能够保持较好的体形。然而，大多数人瘦得慢或者瘦后反弹并不是运气差和遗传基因的问题，而是心态。

如何做到减肥成功不反弹？我建议制订 24 小时减肥时间表，用时间表来约束自己的行为，坚定自己的信念。坚信只要坚持不放弃，一定能使自己瘦下来并拥有美妙的身材。

减肥日志

早晨 7 点，起床

刚起床迎接新的一天，一定要给自己鼓励。醒来后做几次深呼吸，告诉自己："新的一天开始了，它将是快乐的一天！"我相信，只要继续按照减肥计划执行，一定会比昨天更健康、更瘦。

上午 10 点，好好工作

完美早餐后，上午原则上应多补充水，尤其是夏天，晚上 7 点后最好停止进食任何食物，这一招才会有效。上午是一天中工作效率相对较高的时间段，我们要积极工作，其实高强度的工作也是消耗卡路里的手段。

中午 12 点，午餐不要选择高峰期

最开始减肥的那段时间，每天的早餐可以尽量丰富，而中午开始就要逐步减少饮食。如果在家还好说，如果在工作场所的食堂，那种扑鼻而来的食物香味也许会让你觉得自己选择低油、低脂的饮食是种错误；看着体型纤瘦的同事大口咀嚼美食而不用惧怕变胖，简直会让人崩溃。后来我找到一个好办法，每当午饭时间，我就出去散步或者在办公室听音乐、看书或看综艺节目，时间一长发现这个方法效果很好。这样，差不多半小时之后再去食堂，不但会避免高峰期抢座的情况，而且只能点没人愿意吃的素菜，更重要的是吃午餐就不会有那种羡慕别人吃而自己不敢吃的感觉。所以当你在控制饮食感到很痛苦的时候，要记得不要和别人在一个时间吃饭，要等别人吃完后，自己简单地吃一口即可。

下午 3 点，吃少量东西

我的体重曾一度达到 250 斤，就是因为之前爱吃零食、爱喝饮料。减肥之初，我想到的第一件事就是节食，每天只吃水煮菜，任何零食、饮料甚至主食都不碰，但这样无形中又给我造成了很大的心理压力，很难坚持很久。因此，我骗自己什么都可以吃，但每次都只吃"一点点"。比如，买香蕉我只买一根；夏天吃杏、李子这样的水果，我也只买两三个；饼干我一次只买两块。于是下午饿的时候只能吃少量的东西。还可以每天换种类来吃，感觉开心很多，也不易超标。千万不要买一盒或者一大包食品放在家里，随时看到随时吃，那就很容易肥胖。

晚上 6 点，晚餐时间

从心理上要认可晚餐控制，留到早餐吃。这一招是我自己尝试过的非常有效的"骗自己"的方法。人的情绪在晚上和早晨是不同的，我们可以利用这一点来减肥。我最初减了 17 斤，这一点是关键。那时候，我每一顿晚餐只吃

正常量的20%，也就是简单吃几口，其他的留到第二天早上继续吃。这个方法的好处是，当你晚上聚餐或者看到很好吃的大餐时，你可以告诉自己"我多多少少会吃几口啦"，这样就不会有那种失落感，同时暗示自己可以早晨吃这些钟爱的食物。其实到了第二天早上，你也许就会发现肚子不饿了，而且加热后的食物也变得没那么好吃了。通过心理暗示，自我控制，每天就会少摄入很多卡路里。

晚上10点半，准时休息

每天晚上睡觉前，告诉自己"我很棒！"肥胖其实主要是由"思想问题"造成的。比如，很多人也在减肥，只是因为效果慢或者遇到一些挫折就放弃，然后就引来了更严重的肥胖。从心理上一定要相信自己，相信健康的方法不仅能减轻体重，天天坚持更会获得健康，健康是最大的财富。每天只要合理饮食、合理运动，其实就已经成功了。晚上应该给自己一些鼓励，躺在床上想想自己瘦下来的感觉，想想瘦下来后的美好生活。我可以告诉大家，减肥成功后，我真的特别开心，就像重获新生一样兴奋。也许只有减肥成功的人才能体会到这种无法描述的感觉。

5. 减肥遇到平台期怎么办

（1）什么是平台期

当你的体重因为吃太多而增加时，你所增加的每一千克体重有四分之三是脂肪，另外四分之一是肌肉。原因是身体需要额外的肌肉来移动你多余的脂肪（这些额外的肌肉大部分分布在臀部和腿部）。你在减肥并且流失脂肪的同时，你的身体也会吸收额外的肌肉，因为你不再需要它了。然而，肌肉是燃烧脂肪的重地，体重减下来后减肥的速度也跟着慢下来，这就是"平台期"。

（2）如何判断是否进入减肥平台期

减肥平台期的判断方法是：如果你一直在持续努力地减肥，但体重和围度已经超过两周没有任何变化，这就是遭遇了减肥中的平台期。减肥平台期是正常的人体生理保护机制。当我们为了减肥而减少摄取热量一段时间后，身体就会产生适应现象，将所摄取的食物热量尽量吸收并进行最有效的利用，同时降低基础代谢率，减少能量的消耗，于是热量又达到一个新的平衡状态，体重就不再下降了。

以下两种情况不属于平台期。

- 因为松懈，没有坚持认真完成减肥计划。这时，只要重新坚持认真执行减肥计划，就可以让体重持续下降。
- 体重的暂时停滞。体重的波动很正常，如果体重停止下降未超过一周，并不能算作平台期。

(3) 平台期的自我调整

突破平台期的唯一方法就是继续坚持，不要因为短暂的困难就放弃。减肥不仅需要积极行动，更要有不达目的不罢休的决心。只要持之以恒，心态积极阳光，就一定可以顺利度过平台期。

平台期应该继续保持原有运动量，甚至适当加大运动量。同时在原有饮食总量不变的前提下对食物种类做细微调整也必不可少。

- 每日饮水要足量，尤其白天。不要喝任何碳酸饮料或者甜度大的饮品。
- 注意多吃蔬菜水果，补充各种营养。蔬菜类可多吃芹菜（叶）、油菜、韭菜、圆白菜、胡萝卜、扁豆、茄子和青椒等。水果类可多吃草莓、菠萝、猕猴桃、柚子、葡萄和苹果等。
- 鱼、虾、蟹等水产是肉食的首选，所有肉类都应去皮食用，少吃肥肉。成人每日吃一个鸡蛋足矣。黑木耳、海带等都是有利于减脂的食品。
- 调味时少盐、少油，适度增加醋和辣椒的比例。少食坚果。

● 如果有便秘问题要及时治疗，有熬夜的习惯也要尽快改正。

另外，可以在门口、冰箱、书桌贴上提醒自己的小标语、美女照；逛街时买小一号的漂亮衣服挂在墙上……随时随地激励自己，让自己就算遇到平台期也不松懈，鼓励自己一定要减肥成功！

总之减肥就像下楼梯一样，要一步一步慢慢地下。通常在你减到理想的体重前，可能会遇到好几次减肥平台期，就像你停在某一阶梯休息一样。但是只要你努力突破，经过一次平台期，你就离自己的减肥目标更近一点，也不易出现反弹的情况。

当遇到平台期的时候，请不要灰心，继续运动、注意饮食、保持乐观心态，就一定可以突破平台期！

第二章

打败内心的不坚定

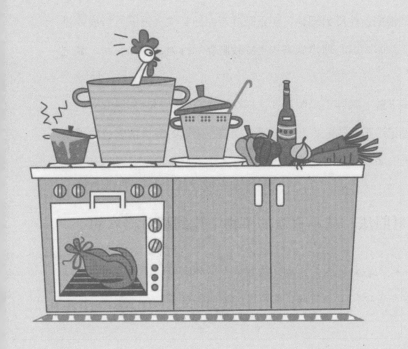

减肥不成功，怪谁呢？怪你内心的不坚定。你每天嘴上说来说去要减肥，那心里呢？是不是真的就下定决心一定将减肥坚持到底？还是像很多身边的朋友一样光说不练，或是说得比"唱"得好听？如果这就是你的表现，我只能说，你的减肥计划最终会搁浅。我在下面提供一些方法，只要你按照这些方法付诸行动，坚定信心，你就一定能够减肥成功。

第一招 条件反射法：在餐桌上放一张胖人的照片

条件反射法是根据条件反射理论，纠正肥胖者由异常饮食习惯所造成的过食行为的一种方法。即采取心理措施来纠正导致肥胖的行为，培养有利于减肥的饮食习惯。

你可以在餐桌上放一张胖人的照片，这样在每次吃饭时都时刻提醒自己少吃一些；或者收集记录肥胖的危害并打印出来摆放在家里的醒目位置；也可以摆放一些体型健美的明星照片时刻激励自己。

第二招 对照法：从不喜欢的事物中找到相对喜欢的

这个方法经常被人忽略，因为人们无法想象吃得健康与规律地运动也可以是一种享受。幸好在食物与运动方面，你可以选择你相对喜欢的。譬如，你不喜欢吃蔬菜，那么你就应该仔细探寻蔬菜的世界，说不定经过不同的烹调方式后你会喜欢吃，或者你能找出其他你觉得更好吃的蔬菜。总之，不要老是勉强自己吃不喜欢的食物。

运动也是一样。例如，有人很讨厌使用健身房的设备，但喜欢看街上熙来攘往的行人，那就可以从公司走回家，并且享受这段时间。花点时间从不喜欢的事物中找到相对喜欢的，不断实验，直到你找到真正喜欢的方法。当你不想做某件事时，便将这件事与你更不愿意做的事对照一下，你会觉得现在要做的事相对轻松，这样有利于你坚持下去。

第三招　目的导向法

先问自己为什么想减肥，为了健康？为了找对象？为了找工作？或是其他什么原因。大多数人都很少花时间去思索这个问题，他们往往会给出笼统或模糊的答案。比如，"我希望好看一点"或"我希望看起来精神好一点"。这些答案其实已经是个好的开始，说明你至少有了几分的愿望，但具体而清晰的目的才能带来最终的成功。因为某件事情而引起的减肥比没有任何缘由的减肥更有助于成功，比如，为了拍婚纱照，为了生一个健康的孩子，为了脂肪肝消失，等等，这些都是很好的可以让你坚持下去的理由。

第四招　幻想法

开始行动后，每天坚持下去，以结果为导向，瘦得快不要松懈，瘦得慢不要气馁。减肥是个慢功夫，要为你的未来建立一个清晰的形象，让你在面对美食和懒惰的诱惑时能想象它的细节，它必须具体而清晰，比如可以设想自己瘦下来时美丽动人的样子，被别人回头看时的自信等。

第五招 自我激励奖励法

未来有了清晰的画像后，你应该挑选一些自我激励的话作为激励自己的武器。比如，有的人将自我激励的焦点放在他们希望将来成为的人身上。例如，脑子里想某一个人或一群人，瘦了后我就可以加入这个组织或者参加这个活动；然后，让他们对你减肥成功刮目相看，获得自信，并在内心暗自庆贺你即将成为他们其中之一。

或者如果你始终无法强迫自己去减肥，不妨告诉自己（大声说出来）："我因为肥胖会得病，为了健康我必须这样做！"甚至可以让你的目的更明确："我为了找男友！"等等。每当你面对诱惑，即将被拉回昔日的你时，你便应该利用这些话来对抗它。所以我要求我的学员必须每天早晨起床后对着镜子说三遍"我瘦了"。只有良好的心态和自我激励，才能让你一鼓作气，坚持到底。

同时大家可利用奖励的办法来坚定自己减肥的决心。奖励的办法多种多样，其中一种做法就是每坚持减肥一天，就让丈夫（妻子）奖励 100 元钱或者奖励自己喜欢的东西，但千万别往嘴里奖食物。还可以标新立异，将每点进步具体化。比如，体重每减轻 0.5 千克就往一个袋子里放 0.5 千克沙子，当你每瘦 5 千克时就提起这个袋子，看看有多重。这个重量就是以前你身上多余的肉的重量，这必定让你的内心充满成就感，同时信心倍增。

减肥期间需要有很多励志语录来自我激励，下面是我当初减肥以及我的学员用过的语录。重要的是他们都因为经常进行自我激励而成功率极高，我希望大家在减肥的过程中都注意对自己进行鼓励，这有助于你坚持下去，早日成功。

减肥激励语 ❶

- 坚持就是胜利！

- 都已经痛苦地熬了一些日子了，难道要让努力白费吗？

- 是谁当时信誓旦旦地说"我要减肥，一定要成功"？是你！

- 看见别人减了 5 千克、10 千克羡慕得要死，她们是怎么熬过来的，知道吗？

- 证明给看扁自己的人，"我可以！"

- 百货公司里漂亮的衣服，难道你不想美美地穿上它？

- 为了爱情而减肥的朋友们，你们更应该有自制力！

- 不要只是幻想自己瘦了的样子而不做努力！

- 连自己体重都控制不了的人怎能控制自己的人生？

减肥激励语 ❷

- 去喝一杯热水。

- 试着幻想我很饱，给自己安慰。

- 吃点水果而且"慢慢吃"。

- 出门走走（别带钱，免得买吃的）。

- 想想你讨厌或喜欢的某个人以激发自己的动力。

- 30 天 = 720 小时，想吃的时候告诉自己"不吃我就又瘦了"。

减肥激励语 ❸

- 胖子没前途，心灵再美也就是个好心肠的胖子！胖子没资格吃，瘦下来再说话。

- 再难也要坚持！没有借口！

- 这是个残酷的社会，不仅要有真本事，外表也很重要，一定要让女生爱自己！

- 不管年纪，漂亮是必需的，减肥没有借口，能把自己吃肥就一定能瘦下来。

- 饿的时候就告诉自己"脂肪正在燃烧！"

- 美女鄙视我们胖子是我们活该，谁叫美女有毅力而我们没有呢！美女能管住自己的嘴巴，而我们呢？美女就是有资格笑我们，不想被人笑就自己坚持下去。

- 别人可以你就一定会做得更好，要有自己的智慧（不要看扁自己）！

- 有没有时常觉得不知不觉又把一个月吃过去了，然后开始后悔？我们总是抱怨减肥难熬，怎么不考虑熬过去这短期的一个月，后半辈子就幸福了呢？

- 不要把注意力都放在减肥上，找事情做；不要老想瘦得快慢，心态很重要。只要希望长寿就必须经常锻炼，合理饮食。

- 青春只有一次，我们不能浪费，我们要有绚丽的青春（不能让青春暗淡无光没有色彩）！

🍲 饮食：9 种容易导致肥胖的饮食习惯

1. 饮食不规律

很多人经常暴饮暴食，吃饭没有固定时间。很多女性更是不吃早餐，而晚上却喜欢吃大餐补回来。其实这都是不正确的，不良的饮食习惯和生活方式不光导致肥胖，更会对身体造成危害。正确的饮食方式是一日三餐、定时定量、合理安排，坚持"早餐吃好，午餐吃六七成饱，晚餐吃少"的膳食原则。每天的总食量必须保持恒定，千万不要今天好吃就狂吃，明天不好吃就不吃而乱吃零食。无论是否需要减肥，无论什么年龄，规律的饮食习惯都必须遵守。

2. 爱挑食，吃得单调

挑食是很不好的饮食习惯。挑食会因为营养不均衡而导致肥胖，而人体缺乏任何营养素都会影响健康。健康的饮食应该做到有荤有素、粗细搭配、低油、低脂、营养均衡。不能因为爱吃而无法抵御垃圾食品的诱惑。至于烹饪方法也不要一成不变，可以多挖掘一些饮食的做法。

3. 吃饭速度快

能量短时间内摄入超标是导致肥胖的主要因素之一。进食太快最容易造成营养过剩而导致肥胖。进食时应细嚼慢咽，控制饮食总量。

4. 喜欢吃零食和垃圾食品

高卡路里、多油、多糖食物多食或过食，都会导致肥胖。所以减肥期间必须少吃肉食、甜食和油炸食品，尤其是很多零食（垃圾食品）。而蔬菜水果类食物热量低且富含维生素和矿物质，能促进脂肪分解代谢，消除脂肪的堆积，很有助于减肥。

5. 经常在睡觉前吃东西

睡觉前吃任何东西都很容易导致肥胖。晚上七点后进食会增加肠胃负担，不利于健康和安眠，对于减肥也是有百害而无一利。睡觉前2～3小时应该停止进食任何东西，不要养成吃了就睡的习惯，让自己多一些消化的时间。

6. 运动后大量进餐

运动后因为消耗大就很容易饥饿，于是很多人就开始狂吃，觉得既然付出辛苦运动了，就应该犒劳一下自己。但如果是在减肥期间，还是严格一些比较好，不要让辛苦运动的成果在一顿大餐后就付诸东流。而且运动后呼吸不平稳，食物容易进入呼吸道，建议运动后40分钟到1小时左右再进食。另外运动后应多吃碱性食物来使人体的酸碱平衡，这样有利于恢复体能。

7. 渴了就喝饮料

高糖的饮料会造成多余热量转化成脂肪，储存于体内引起肥胖。减肥期间渴了最好只喝水，先不说现在市面上的饮料很多都是勾兑，就算纯果汁也一定比水的卡路里高，因为那一口饮料导致我们花 1 ~ 2 小时的运动没有减肥的效果，觉得值得吗？所以我建议大家减肥期间渴了一定要喝水，不要喝饮料。

8. 喜欢吃咸或辣

肥胖的人大都口味重，因为辣或咸可以提升食物的味道，使他们吃饭香，于是难免吃得就多。饮食中摄入过多的盐会增加心脏负担，容易导致水肿性肥胖、高血压等疾病。所以肥胖者大多不健康，主要是饮食习惯所致。大家都知道每日摄入盐量应控制在 6 克以内，如有高血压、冠心病及肾病等，则更应严格控制盐的摄入，以低盐饮食为主。

9. 为了避免浪费而吃剩菜

家里做饭难免有做多的时候。之前我母亲做饭，每次的菜或米饭都会剩下一些，我经常在已经吃饱的情况下，看到剩下的饭菜就会统统吃完，致使自己总是吃到撑。很多人觉得浪费，不愿意扔掉剩余的饭菜，也知道放到第二天不好，于是就在每餐后把剩菜或者剩的菜汤都冲水喝掉，这种习惯特别容易导致肥胖。

🍵 运动：掌握正确的运动方式，让你轻松不受累

运动强度越高，减肥效果越好吗？非也！其实只有持久的中低强度有氧运动才能使人消耗多余的脂肪。这是由于中低强度运动时，肌肉主要利用氧化脂肪酸获取能量，使脂肪消耗得快而且人可以坚持更久。1 小时低强度运动比 10 分钟高强度运动更有利于减肥。

以下是三种不利于减肥的运动方式。

大运动量运动：若运动量加大，人体所需的氧气和营养物质及代谢产物也就相应增加，这无形中就会增加心脏的负担。运动量大时，心脏输出量不能满足机体对氧的需要，使肌体处于缺氧的无氧代谢状态。无氧代谢运动不是动用脂肪作为主要能量释放，而主要靠分解人体内储存的糖原作为能量释放。因在缺氧环境中，脂肪不仅不能被利用，而且还会产生一些不完全氧化的酸性物质，如酮体，降低人体运动耐力。血糖降低是引起饥饿的重要原因，高强度的运动后人体血糖水平降低，人们往往会食欲大增，这对减脂是不利的。

短时间运动：在进行有氧运动时，首先动用的是人体内储存的糖原来释放能量。在运动 30 分钟后，便开始由糖原释放能量向脂肪释放能量转化。大约运动 1 小时后，运动所需的能量以脂肪供能为主。

快速爆发力运动：人体肌肉由许多肌纤维组成，主要可分为两大类：白肌纤维和红肌纤维。在进行快速爆发力锻炼时，得到锻炼的主要是白肌纤维，白肌纤维横断面较粗，因此肌群容易发达粗壮。用此方法减肥会越练越粗。

总之，想要达到全身减肥的目的，就应该每天坚持至少 40 分钟以上的有氧运动，并持之以恒。健身操、慢长跑、长距离长时间的游泳等都是很好的选择。

🍲 生活方式：在家运动注意调节空调

夏天在家里做减肥操或者锻炼时一定要关空调，以防感冒。冬天一般出汗少，但也需要运动，运动无论冬夏都是健康的，锻炼后体重一样会下降。如果大家为了代谢快出汗多，建议冬天时在家里开着空调暖风锻炼，相对较高的室温更有利于减肥。每天晚上锻炼后可以泡脚 20 分钟，有助于消除疲劳，事半功倍。

🍲 如何不反弹：首先要给自己树立目标

大家在减肥时都会给自己制订一个类似"夏天到来前瘦多少斤"的目标。为了达到这个目标，又有多少人会制订详尽的计划呢？可能有人会胸有成竹地说："当然会每天坚持跑步啦。"但是由于计划本身不够具体，很难每天坚持，或者由于目标不切实际等原因而使计划变得难以执行。很多人知道减肥需要运动，但只是嘴上说说，没有人监督，没有人鼓励，没有人做伴，估计很难实现。

已经减肥成功的朋友也要给自己树立一个目标——保持体重在一个限定的区间，绝不允许超过。比如，你已经减到了你的标准体重 50 千克，过一段时间如果发现超过 52 千克，马上开始加强运动，注意饮食，弄清楚体重增加的原因，将体重增加的苗头扼杀在摇篮里。

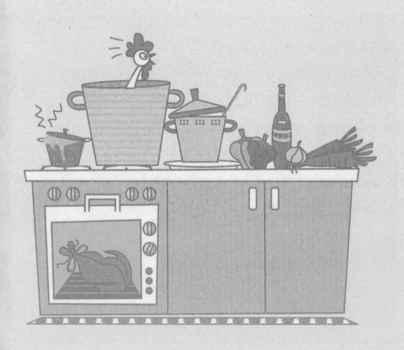

第三章

给自己减压

很多时候我们认为肥胖只与卡路里有关，殊不知每日糖分、脂肪、碳水化合物的摄入都和体重的增加有着密不可分的关系。那是不是只要管好嘴，严格控制热量的摄入，就可以高枕无忧等待好身材的到来了呢？未必！因为造成肥胖的原因除了热量摄入过多和缺乏必要的运动之外，压力太大也是当前不得不重视的一个因素。

人在压力下食欲会增加。换句话说就是人在压力下有多种原因会导致人们对食物产生异常高涨的好感度，很多人会不自觉地通过吃东西来缓解压力，人们在压力状态下睡眠质量也会大打折扣，久而久之，身体基础代谢就会发生变化，对脂肪和糖的代谢减慢，人容易在不知不觉中变胖。工作和生活的压力会使人对吃东西从本能变成精神依赖，加之作息不规律，不按时进餐，特别是晚上加班之后对食物的迫切需要感会摧毁理智，让吃下去的热量迅速转化为脂肪囤积在身体内。由于糖等带有甜味的食物可以起到减压的作用，所以很多人喜欢在心情郁闷时吃大量各种甜食，而甜食的热量又很高，极易造成脂肪的囤积。对于脑力劳动者特别是办公室工作者而言，每日的久坐会让身体素质变差，对脂肪的消耗也会减少，同时工作的压力不仅会影响人的健康，还会造成腹型肥胖等各种体脂不断增加的问题。很多人在压力之下并不是采取运动等方式来舒解，而是选择吃这种极其不健康的宣泄方式。

如何缓解压力来避免肥胖呢？在此为大家介绍几个方法。

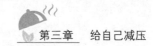

第六招 刺激法：将压力转化为动力

我作为一个减肥成功人士可以告诉大家的是，减肥成功带给你的自信和身体健康的美妙感觉无以言表。如果你也希望早日减肥成功，那么就早日开始吧！情绪要亢奋，要摆出必胜的姿态，坚信自己一定可以并且默念1000遍。

我决定减肥前，朋友们说过很多激励我一生的话。如果你胖，也许你的朋友不说，但他们心中一定也这样想。下面都是别人曾对我说过的话，有正面的鼓励也有负面的刺激，我觉得他们都是为了激发我减肥的斗志，因此我将这些话收录进了我的励志语录。相信这些话一定能让你将压力转化为动力。

- 你是个胖子，充其量只是可爱，不会漂亮。
- 就你这样，我的女儿是不会嫁给你的，你自己走路都费劲儿，怎么保护我女儿？
- 你还有资格吃？你不要命了？
- 别人都可以瘦身成功，为什么你不行？你比别人缺条胳膊还是短条腿？
- 要对自己有信心，坚持就是胜利。
- 商场里那么多漂亮的衣服，难道你不想穿它？
- 连体重都控制不了的人，何以控制自己的人生？

朋友们，我们应该感谢那些嘲笑我们的人，是他们给了我们减肥的动力。我们自己活给自己看，只要超重，那么减肥就刻不容缓！每天必须要刺激自己动起来，变压力为动力。

第七招 放慢速度：用左手吃饭

许多人为了慰劳自己一周的辛苦，到了周末就会大吃大喝，使一周以来的减肥成果化为乌有。我的建议是预先计划最近这些天要吃些什么。其次是在去餐厅用餐之前先吃些低热量的食物，不要空着肚子去面对这些美食的诱惑。另外就是用餐时最好吃得慢一点，慢动筷子，少动筷子，这些都能减少吃进去的食物量。

如果你不能控制自己放慢用餐速度，那不妨试试用你不常用的那只手吃饭，通常会使你把注意力转移到你的手上而不是食物本身。因为换手而放慢吃饭速度可以帮助你少摄取多余脂肪，而且换手吃饭也可以提高人的意志力，通过练习可以帮助人们控制占有某个特定事物的冲动。坚持一段时间后随着习惯养成，无论用哪只手吃饭速度都能慢下来。

第八招　培养兴趣法

可以通过培养兴趣来对抗压力。要想轻松瘦身成功的话，可以培养一些利于减肥的兴趣爱好，这样既可以通过减压达到减肥目的，又可以通过爱好本身来减肥。

如果把减肥当成一种负担，那么你一定不会成功。只有利用自己的兴趣爱好减肥，才会把变苗条的速度加快。我想大家应该都知道歌手孙燕姿，她是很多女生都羡慕的瘦体质，虽然看上去非常瘦弱，但是她给人的感觉却是瘦得很健康。

说到减肥，孙燕姿很是有一套方法，她用自己最喜欢的音乐和钢琴来塑造窈窕身材。大家可以据此"研制"出适合自己的方法。

弹钢琴减肥法，再配合以下动作，就可以帮你塑造肩膀和手臂的优美线条。

- 双脚分开，双手握住毛巾放在胸前拉直，双手与肩膀成一条直线。
- 高举毛巾至头顶位置，保持这个动作20秒钟。

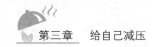

- 双手向左移，右手与左手呈 85°角，毛巾依然要保持挺直的状态，保持这个动作 20 秒钟。

其实在现实生活中有很多事情可以帮助减肥。比如唱歌，我们在唱歌的时候对于气息的调整以及对相应部位肌肉的调动，都有助于减肥。

所以我们在做自己喜欢做的事情的同时达到减肥的目的是再好不过的事情。大家可以尝试很多能够减肥的方式，比如 K 歌，和好朋友谈心，约几个死党去逛街，主动做家务，等等。如果有可能的话还可以在家中养一些小宠物，照料、打理和逗玩小宠物不但使你的心情愉悦，而且不知不觉中还消耗了大量热量。

🍲 饮食：腹部肥胖该怎么吃

人到中年都会出现腹部脂肪囤积的现象，这对个人形象和身体健康非常不利。世界卫生组织认为，腹部肥胖也是诱发多种疾病的重要因素之一。腹部减肥的方法有很多，但最根本的还是通过合理运动及合理饮食。以下几点大家要注意学习。

1. 少吃高脂食物

减肥期间，少吃动物内脏、肥肉等脂肪含量高的食物，因为过多摄入脂肪不光会导致腹部肥胖，而且还会增加冠心病、脑血管疾病的患病风险，以及诱发一系列问题。

饮食建议：多吃蔬菜、水果，多吃粗纤维类食物。不可吃太多肥腻的肉类，油的摄入也要适量。

2. 减少盐的摄入

腹部肥胖的人大多口味重，容易吃盐过多。吃得咸就容易吃得多，吃得咸就会多喝水，这都会加重胃的负担而影响消化系统工作。身体在无法吸收过多营养的同时会将营养转化为脂肪，造成肥胖。

饮食建议：饮食清淡、规律，吃饭不要太饱。用醋等其他调味品代替咸盐。

3. 补充膳食纤维

膳食纤维是好东西，肥胖者要多吃，不仅卡路里不高而且容易饱腹。富含膳食纤维的食物还可以促进肠道蠕动，防止便秘。因此，适量食用膳食纤维，对减肥有很好的效果。

饮食建议：多吃膳食纤维含量高的食物，如芹菜、香菇、木耳、各种粗粮等。

4. 常喝茶

茶叶中的咖啡因能促进胃液的分泌，从而有助于消化；茶一般都富含维生素 B_1，其能将脂肪充分燃烧，增加分解脂肪的能力。

饮食建议：在饭后 1 小时喝一杯茶，帮助消化。可以选择普洱茶，对胃比较好而且促进减肥。

5. 健脾补胃

脾胃功能弱是肥胖的重要原因。脾胃是人体消化的重要器官，如果脾胃弱则身体中脂肪分解会产生问题，从而囤积在身体里导致肥胖。因此多吃健脾补胃的食物，可以调节肠胃功能，促进消化，增强减肥效果。

饮食建议：多注意脾胃的保养，三餐定时、定量，少吃生冷食物。可以健脾补胃的食物有：谷物类食物、胡萝卜、土豆、山楂、木瓜和冬瓜等。

🍲 运动：为什么你锻炼后比别人累

很多人锻炼后感觉浑身酸痛，尤其是第二天起床后酸痛感尤为明显，有的人甚至无法下楼走动。这种感觉你一定也有过，一般情况下这是由于运动方式不正确、饮食不合理、运动后没有及时护理或者是睡眠不足导致的。

有以下五种原因会导致你运动后比别人累。

（1）缺水。很多人减肥减掉的不是脂肪，而是水。特别是在锻炼初始阶段，因为锻炼时间太短，身体不会燃烧脂肪，出的汗都是水分，只有锻炼30分钟以上才会有燃烧脂肪的效果。但长时间锻炼之后很多人不及时补水，他们以为喝水也会导致体重上涨，其实这是错误的，因为只有体内含有充足的水分才能为各种运动提供能量。尿液偏黄或者口渴都是缺水的表现，这种情况下必须多补充水分，否则就会影响体力。

（2）强度太大。运动要掌握好强度，不同体质不同年龄的人应该选择适合自己的运动，运动要循序渐进。很多人一开始心血来潮，上来就强度特别大希望多减，但往往坚持不了几天就放弃了，还会让随后的运动更累，这些都是不科学的。首先，运动量要合理，保证自己的体力可以跟得上即可。一般从30分钟有氧运动开始，每隔一段时间增加强度和运动时间。另外运动后要保证充足的睡眠，防止强度太大导致的疲劳。

（3）呼吸不对。曾经我和一个朋友去跑步，他本来体力很好，但在跑步的过程中他接了个电话导致呼吸没有调整好，于是越跑越累最终停止。这种情况不是体力不支造成的，而是因为呼吸没有调整好。呼吸浅会让更多的二氧化碳进入体内，引发呼吸急促，体内缺氧，产生有气无力的感觉。正确的呼吸方法是让横膈膜收缩加强，有节奏地、缓慢地深呼吸。

（4）饮食过于精细。面粉、大米等过于精细的高碳水化合物食物容易引起血糖水平的大幅度升降，从而导致疲劳感。平常应保持血糖和体力水平的平稳，锻炼期间应当每餐食用小份食物，每份食物要含有高质量的瘦肉蛋白和全粒谷物。

（5）睡眠不足。这不仅会使你运动时没有精神，还会让你白天困倦呆滞。充足的睡眠是健康的保障。只要少睡 1 小时，身体就会多支出 100～200 千卡的热量来维持机能。睡眠不足还会影响情绪，使人变得烦躁、缺乏耐心和耐力，克服困难的意志减退。这些不良心态往往会限制运动水平的正常发挥，使健身者产生焦虑和气馁情绪，从而影响锻炼效果和健身习惯的养成。

生活方式：会睡觉也可以减肥

1. 为什么睡眠不足会变胖

睡眠不足会导致人精力不足、头晕眼花，从而无法进行高强度的运动，导致懒惰。睡眠不足也会导致食量增加、代谢下降，脂肪储存增多，然后就是变胖。

2. 睡眠不足会增加食量

当你觉得劳累的时候，你会吃得更多。美国曾经做过一个试验，让一组人每天睡 5 小时，另一组人每天睡 8 小时，记录两组人进食的状况。结果，睡眠时间少的那组人每天平均多摄入 221 卡热量。这是一个什么概念呢？两周以后，这些热量会转化为大约 0.5 千克的脂肪！专家说，当女人缺乏睡眠，体内一种生长激素会激增，这种激素会让人食欲大增；而同时体内的一种"瘦素"水平会下降，这种"瘦素"负责给人发送"吃饱"的信号，它的减少意味着你对是否已经吃饱的感知度会降低，从而容易进食过量。此外，当你睡眠不足的时候，你不仅想吃东西，而且更想吃那些不健康的食品，特别渴望简单的碳水化合物食品，如巧克力、面食和糖果，因为它们转化成能量的速度更快。

3. 睡眠不足脂肪储存会增多

当人进入睡眠后，大脑就会释放一种激素，这种激素会提高分解脂肪的能

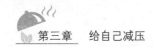

力。但如果你摄入了很多卡路里，同时又缺乏深度睡眠，那么你就缺乏足够的生长激素来分解这些脂肪。于是，你的身体就会走这样一条捷径——把多余的脂肪堆在你的臀部、大腿和腹部。

4. 睡眠不足体能会降低

睡眠不足会导致你精力不足，使你运动能力下降，越来越不想动。

5. 每天睡足 7.5 小时

很多人喜欢熬夜，睡眠不足 7 小时，他们发胖的概率会比睡眠充足的人高出 30%。尤其是女性，如果希望减肥，如果希望皮肤好，每天一定要保证至少睡足 7.5 小时。如果你已经睡够 7.5 小时，第二天的闹钟仍然无法把你叫醒，这说明你需要更多的睡眠。其实每个人都有自己所需的睡眠时间，如果睡眠达不到这个时间，哪怕仅仅少了 1 小时也会感觉特别累，慢慢地就会导致体内荷尔蒙失调。但是，也并不是睡得越多瘦身效果就越好，你需要的是最适合自己的睡眠时间。你可以试一试比平时提早 15 分钟上床，看看自己是否适应，直到发现自己理想的睡眠时间为止。当然这可能得花上一个星期的时间，但很值得一试。

6. 打造良好的睡眠环境

你可以选择一个适合自己的方式让自己在睡觉前保持一个轻松愉快的环境，比如听音乐或看书睡前活动可以在睡前 45 分钟到 1 小时开始进行。一段时间后，你的身体就会对这些特别的活动产生反应，逐渐放松下来，进入待睡眠状态。最后，在睡前关掉电视、电脑和手机。因为如果有灯光在闪烁，人的大脑就会做出觉醒反应，降低褪黑激素水平，影响深睡眠质量。

如何不反弹：远离夜宵和零食

如果你减肥成功可喜可贺，但如果你希望保持体重，那么在减肥成功后，尤其是刚开始减肥成功后，一定不要打破之前减肥期间养成的低油、低脂的饮食习惯。如果减肥成功后马上放开吃或者不注意保持，体重一定会反弹。人瘦下来后一般胃口变小，饮食可以比减肥期间稍微丰富一些。但还是要注意合理搭配。每天早晨坚持空腹称重，如果发现比前一天空腹体重上涨 1 千克以上。需要马上改善饮食。整体来说，夜宵和零食是导致体重上涨的元凶，因为越靠近晚上睡觉前吃越不容易代谢出去。吃东西的原则是不饿不吃，所以那些零食尤其是垃圾食品一定不要吃。

十大减肥期间不能吃的食品

油炸食品

油炸食品热量很高，而且很多油炸食品使用的油并不好，经常进食容易导致肥胖。油炸食品还是导致高脂血症和冠心病的最危险的食品。食物在油炸过程中，往往还会产生大量的致癌物质。常吃油炸食品的人群，其部分癌症的发病率远远高于不吃或极少进食油炸食物的人群。

罐头类食品

很多肉类罐头因为深度加工等原因，导致各类维生素遭到极大破坏，所以罐头类食品营养价值并不高。还有，很多水果类罐头含有较高的糖分，并以液体为载体被摄入人体，使糖分的吸收率大为增加，可在进食后短时间内导致血糖大幅攀升，胰腺负荷大为加重。同时，由于其能量较高，有导致肥胖的可能。

腌制食品

人每天摄入的合理盐量是 6 克，但一口腌制食品就已经超过一天的盐量了，经常吃会导致肾脏的负担加重，发生高血压的风险增高。还有，食品在腌制过程中可产生大量的致癌物质亚硝胺，导致癌症发病风险大为增高。此外，由于高浓度的盐分可严重损害胃肠道黏膜，故常进食腌制食品者，胃肠炎症和

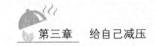

溃疡的发病率较高。

加工的肉类食品

加工类食品含有一定量的亚硝酸盐，多吃容易致癌。而且很多加工食品会添加防腐剂等，多吃也会给肝脏增加很大负担。火腿等加工食品大多含盐量高，多吃也容易对肾脏产生危害。

肥肉和动物内脏类食物

肥肉等食物虽然有很多蛋白质，但其中含有大量的饱和脂肪酸和胆固醇。很多人喜欢吃动物内脏，这更加不利于健康。动物内脏和肥肉等高脂食物已经被确定为导致心脏病的最重要的诱因之一。长期大量进食动物内脏类食物者患心血管疾病和恶性肿瘤的风险成倍增加。如果单纯补充蛋白质可以通过鸡蛋等食物。

奶油制品

奶油类食品热量极高，主要为脂肪和糖。尤其是很多人喜欢喝牛奶，其中的脱脂奶还好，而如果是普通的奶或者奶类饮料，则糖分很高。奶油蛋糕等反式脂肪也很多，吃多甚至会出现血糖和血脂升高的情况。饭前食用奶油蛋糕等还会引起食欲降低。高脂肪和高糖分常常影响胃肠排空，甚至导致胃食管反流。很多人在空腹进食奶油制品后都会出现返酸、胃灼热等症状。

方便面

方便面属于垃圾食品的一种。方便面高盐，会增加肾脏的负担，而且含有防腐剂和香精，对肝脏等都有潜在的不利影响。肥胖的人以为吃方便面会减肥，其实你吃进去的都是油和盐，如果把方便面的汤再喝了，纯粹就是喝了一碗油盐水。方便面没有营养，经常吃还容易导致便秘，建议大家不要吃。

烧烤类食品

烧烤类食品含有强致癌物质苯并芘，而且调料也容易含各种香精且高盐。如果是减肥期间或者希望健康饮食的朋友，就必须对烧烤类食品说不。

雪糕冰棍

雪糕冰棍这类食品奶油含量较高，这也就意味着糖分及饱和脂肪含量都较高。而且因为其太凉，夏天吃容易刺激胃肠道。

果脯、话梅等蜜饯类食品

超市里经常有这种偏甜的蜜饯类食品，它们含有亚硝酸盐，很容易致癌，同时含有香精等添加剂，可能损害肝脏等脏器。有些话梅含有较高的盐分，会导致血压升高和肾脏负担加重。

第四章
建立并保持"苗条意识"

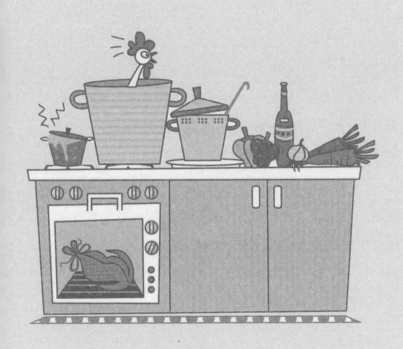

保持苗条身材的人在饮食和运动上都有一套自己的平衡理论。别看有时候她们也喜欢吃，却依然很瘦。实际上，人家吃不一定天天吃，人家忙但一样会抽空去强身健体。

1. 不饿不吃

吃有许多原因，比如爱吃、郁闷和压力大等。吃有时候只是很多人发泄情绪的一个途径。而苗条的人不一样，她们不受外界刺激，她们只听从自己身体发出的饥饿信号。只有感到饥饿，她们才会进食，不饿不吃，而且无论是否饥饿，也会保持饮食定量。她们的控制力比较强，决不会因为饥肠辘辘而吃得太多。

2. 量少无须忌口

苗条的人什么可口的饭菜都吃，但是往往吃得很少。她们重质不重量，重视的是营养搭配，是健康，而不是贪图一时痛快。她们每顿饭只吃五六成饱，并不在意吃什么，因为只要总摄入小于总消耗，就可以减肥。

3. 意在享受

苗条女性细嚼慢咽，注重品味。细嚼慢咽对减肥是很重要的，因为胃部向大脑传递"我已经饿了"的信号一般都会滞后，而如果狼吞虎咽，就算已经饱了大脑也不会觉察。有时候人们正在吃饭时接了个电话，10分钟后回来就吃不进去了，因为其实已经饱了。但如果不接电话而是一直吃，肯定会摄入更多卡路里。所以吃饭重在享受过程而不是狼吞虎咽。

4. 每周称一次体重

正常情况下，每周称一次体重是必要的。每周只给自己的体重一点点浮动的空间，不超过 1 千克即可。如果超过，就要反思自己本周的饮食和运动是否没按照计划执行。

5. 餐厅里的苗条思维

餐厅服务员有时候会先上一些零食或者饮料，但瘦人往往会置之不理。真正注意身材的人无论什么时候也会低油、低脂、少油少糖饮食。所以体重保持很好的人一般都会选用清淡的食物，从不额外吃瓜子、蛋糕等不利于减肥的食物，也不喝饮料。

6. 坚持运动

真正体型完美的人有个共性，就是坚持定期运动。这并不是指一定要在健身房里运动。运动可以时间碎片化，比如我自己发明的减肥操，就可以利用业余时间在家里做。生活中其实也有很多细节，比如不坐电梯而走楼梯，打电话也来回散步，骑自行车而不是开车，尽可能地逛商场而不是在网上购物。坚持有规律的运动也是一种快乐。

7. 会买东西

购物时千万不要激动，千万不要去了超市就装满购物车，一定要问自己买的各种东西尤其是食物是否爱吃，是否健康，而且一定不要一次性买很多。每次到超市只买健康的食物，只买正常三餐食物，零食等不利于减肥的食物通通放弃。

8. 不必计算热量

没有几个人会计算清楚每顿饭菜所含的卡路里。我自己减肥期间也不会天天计算卡路里，我只相信每天定时定量吃饭、每天坚持运动会有利于健康。虽然不计算热量，但是我们要有一些常识，比如多吃鱼虾代替红烧肉，多吃蔬菜代替多余的主食，多喝水代替各种碳酸饮料。

第九招 照镜子法

科学家进行了一个实验，对 185 名学生进行测试。每位学生可以选择吃巧克力蛋糕或是水果沙拉，然后分别到有镜子和没镜子的房间去食用。在有镜子的房间吃巧克力蛋糕与在没有镜子的房间吃巧克力蛋糕相比，有镜子房间的学生会觉得蛋糕变得不好吃。而吃水果沙拉的测试者分别到两个房间吃，则表示味道没有影响。

研究结果指出，人们在照镜子进食时，看到自己吃不健康的食物会感到不适，也会降低对垃圾食物美味的评价。人们照镜子吃食物，会意识到要吃健康的食物，也会认为有责任去选择吃健康有益的食物。照镜子不仅仅是看到外表，也能帮助人们客观地看待自己，并衡量自己，就像评断别人一样。镜子也会迫使人们去思考行为是否符合社会标准，如果不符合这些标准，会让他们不愿意去照镜子。

研究人员建议将镜子放在餐厅及各种饮食场所，这样就能借助此方法让人们饮食更健康。这个例子表明，肥胖的人一般会很讨厌镜子，准确来说是害怕，怕看到镜子里的自己身材走样，好看的衣服都穿不了。看到镜子里的自己，心情低落，倍感挫折。

肥胖者要减肥首先要克服这个心理障碍，正视肥胖这个问题，勇敢地照镜子。饮食和运动都在镜子的注视下去完成，不断面对镜子中的自己，将这种挫败感转化为动力，找出自己需要改变的地方，并朝着那个方向勇往直前！

第十招　对比法

减肥需要不断被提醒，不断坚持，那么必须一直保持积极的心态。减肥期间最好在饭桌上或者在运动的屋子里放自己喜欢的明星的照片或者减肥成功人士的对比照，这样可以激励自己坚持运动并且注意低油、低脂的饮食。

第十一招　自我暗示法

我们长期生活在充满压力的社会里，而"减肥"这一欲求无法得到满足也将产生压力。有些人太急于减肥，会引起过食或拒食等摄食障碍，也有很多人通过暴饮暴食来减轻压力，这样的结果自然是发胖。而且，开始减肥的时候"本来想吃却不能吃"又成为一种新的压力。为减轻这一压力，有些人又再度陷入暴饮暴食的恶性循环之中。

在精神不振的情况下减肥，是造成饮食障碍与减肥失败的主因。大家可以尝试一下自我心理暗示，比如，想象一下自己瘦了的样子，或具体描绘一下"如果我有一个很帅的男友，那么星期天我同他约会之前，我一定要瘦下来"等。良好的自我暗示、轻松的心态是减肥成功的必备要素。

第十二招　社交法

刚参加电视真人秀节目《真正男子汉》时，湖南卫视主持人杜海涛身高183厘米、体重98千克，属于较胖的体型。节目还未播完，杜海涛已成功瘦身10千克，形象和气质简直判若两人。

如今成功瘦身的杜海涛也变身超级型男，自信满满地拍摄起了写真。西装革履、瘦了一圈的杜海涛在拍摄过程中尽显"霸道总裁"范儿。据杜海涛说，参加完《真正男子汉》，他更加深刻地明白了任何事情都需要坚持才能成功。他还透露了自己的减肥秘籍：通过社交法，大家互相鼓励、监督。据杜海涛介绍，他组建了一个减肥群，群里的规则是每个人每天都必须"打卡"，如果没有打卡，就要在群里给大家发红包作为罚款。参加完《真正男子汉》的杜海涛，展现出超乎常人的毅力，迄今为止，"群主"杜海涛还没有发过一次红包。

目前，杜海涛最大的爱好就是跑步，甚至到了痴迷的地步。他总是利用每一分每一秒的时间做运动，即使是在健身房里等待拍摄写真的间隙，也不忘到跑步机上跑步。正在健身的人们看到海涛，表示"看到你，我们更有动力了"。健身房的经理看到"拼命"的海涛，更赞扬道："海涛是健身人士的榜样啊，大家都应该向你学习。"

通过这个例子我想告诉大家，每天在一个固定的社交圈里，比如微信、微博里晒出自己三餐的照片，包括自己早晨的空腹体重，通过互相监督、鼓励，时刻保持"苗条意识"，使自己更有动力坚持下去，这就是社交对于减肥的重要作用。

"减肥不是一个人的孤单，而是一群人的狂欢"，这是一种强大的心理暗示，参加团队活动的人更容易减肥成功。给予相同的激励，团队减肥比个人减肥效果更佳。而且研究发现，同事、朋友之间互相监督，能够比一个人减肥多减掉几千克的体重。

浙江大学心理与行为科学系的吴明证教授也证实了这一研究结论。"减肥是一个需要投入意志与努力的长期过程。一方面，减肥者在减肥过程中面临着诸多诱惑。团队能够提供抗拒这些诱惑的心理支持，团队成员之间能够彼此扶持和相互安慰，从而减少中途放弃的可能性。另一方面，人们在社会生活中倾向于通过比较来不断更新自己的目标和计划。团队成员之间会相互比较彼此的减肥成效，提供了相互竞争的氛围。人都有不甘于人后的心理，相互比较而引发的竞争心态提供了成员不断减肥的动力。"

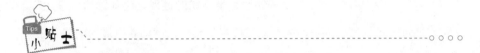

饮食：减肥需要吃什么

首先要吃营养价值高、热量低的食物。因为减肥需要少吃，但同时必须保证营养充足且均衡，因为减肥的时候需要大量维生素帮助分解脂肪，也需要一些碳水化合物。减肥如果把必要的那些营养素、维生素、矿物质、蛋白质都减少很多，不仅损害健康，而且反弹很严重，有可能越减越肥。所以我们要牢记吃营养价值高、热量低的食物。

其次是垃圾零食、甜饮料最好都不要碰，因为这些东西只会让你长肥肉。另外就是多吃蔬菜、水果及五谷杂粮。黄瓜、西红柿以及绿叶蔬菜建议多吃，每天中午最好吃三种以上蔬菜。水果里边草莓、菠萝、苹果等都是很有营养价值的水果，医生常说"一天一苹果，疾病远离我"，大家可以常吃。香蕉、西瓜、榴莲这几种水果卡路里很高，尽量少吃。

杂粮里边红薯、玉米、燕麦都利于通便清肠，减肥效果也不错。豆制品的减肥效果不错，可以饱腹，也有蛋白质，每天可以适量吃些。但腐竹和炸豆泡卡路里高，建议少吃。

饮品方面，喝水最好，牛奶喝脱脂的。很多朋友爱喝鲜榨果汁，但其实果汁糖分很高，如果喝多了也不利于减肥。

运动：运动减肥与季节

运动减肥在室内、室外均可进行，选择好运动项目并根据季节进行适当调整对减肥有很大帮助。

1. 春季运动减肥

春季虽然天气逐渐变暖，但还是应多穿一些衣服，这对人体肝脏及全身健康很有好处。春天万物复苏，在室外运动是不错的选择，比如踏青、登山等。运动时间选在每天傍晚为宜，此时温度比早晨稍高，运动效果最为明显。由于春天的季节特质，运动强度以微汗为宜。另外，春季虽然天气已经开始转暖，但气温还是很低，所以锻炼时肢体不要过于裸露，以免造成关节方面的损伤。并且在运动过后，如果衣服潮湿要及时更换，以防着凉感冒。

2. 夏季运动减肥

夏日天气炎热，游泳作为一项具有代表性的有氧运动是个不错的选择，在减肥的同时还能消暑降温。每次游泳时间保证在1小时最佳。夏日室外特别热，最好把运动减肥移到室内完成，可以在家里做减肥操。夏日早晨七点后就开始变热，所以运动时间应在早晨七点半之前和晚上六点半之后。

别用冷饮降温。有的人运动后习惯吃雪糕、喝冰镇饮料，其实在锻炼后身体温度高的情况下吃冷饮最容易伤害肠胃。因为运动时大量血液涌向肌肉和体表，而消化系统则处于相对缺血状态，这时进食大量冷饮不仅会使胃的温度骤降，还会冲淡胃液，使胃的生理机能受损。运动后，温水是最好的饮料。

防暑防晒不可少。由于夏天气温高，体温上升速度快，运动时建议选择透气性好的衣物，千万不要为了出汗裹保鲜膜这种不透气的东西。在室外运动，防晒工作也必不可少，戴个凉帽或者打把遮阳伞一样可以散步，可以快走。另外选择防晒系数足够的防晒品并按时补擦，可以避免晒伤疼痛和皮肤不适感。可多在树荫下运动。

3. 秋季运动减肥

入秋以后天气凉爽，人体适应感增强，食欲较夏季较好，此时容易发胖。很多人在秋冬季节体重都达到最重。秋冬季因为温度较适宜，锻炼可以坚持的时间长，身体感觉比较好，也是去除脂肪的好季节。

秋季，人的免疫力下降，容易生病，因此秋季另一个重点是经过有效的锻炼来预防疾病。但是，无计划、无规律的锻炼不但不能强身健体，还会因身体不适而生病。

以有氧运动为主。秋季天气慢慢转冷，无氧运动容易引起身体不适，甚至身体僵冷也易造成运动损害，所以，运动时一定要选择循序渐进的有氧运动。在具体项目上，可根据年龄差异而有所不同，学生可以安排跑步等高强度有氧运动，这样可消耗更多热量；中年人可安排快走、慢跑、爬楼梯等中强度有氧运动；老年人可安排散步、瑜伽、太极拳等低强度项目。

体力好的朋友秋季锻炼可以适当加大运动量，时间可以长一些，比如跑步40分钟以上最佳。

中年人身体状况一般都处于下降趋势，所以不要由于工作忙就不去运动，要想长寿必须要按照计划天天坚持运动，不能由于天气冷或者是懒惰就轻易放弃。运动强度并不是最重要的，有规律才是最重要的。

秋季运动减肥选择好时间。各个年龄段的人运动时间也不一样。年轻人时间比较紧，上班忙，最好早晨上班前早起一会儿运动或者下午下班后去锻炼；中年人适应能力稍差，可以在下午6点至8点身心比较放松的时间段进行锻炼；老年人健身的时间一般应选在下午2点至7点温度最高、阳光较好的时间进行健身，这样更容易使身体活动开，从而避免身体受损害。

4. 冬季运动减肥

在冬天减肥效果一样很棒。很多人可能以为冬天出汗少减肥效果差，其实并非如此。如果冬天不注意减肥，会影响来年的体质。人在天凉的时候胃口会很好，往往一顿饭吃完后还意犹未尽。面对家里的各种零食，减少了户外运动而无所事事的你，吃的欲望会越来越强烈。为了补充热量，香浓的可可、奶茶往往成为人们冬天的最爱。但是，过不了多久，你就会发现，自己虽然没吃多少肉但还是长胖了。冬季人体消化功能增强，胃口大开，因此很多人在冬天体重都达到最重。而另一方面，冬季因为需要克服天气寒冷等因素，锻炼时会消耗更多热量，因而也是去除脂肪的好季节。

所以冬季正是减肥的好季节。穿着冬装运动，实际上增加了人体的负重，可以消耗更多能量。如果能走得快一些或者慢跑时间长一些，让身体感到微微发热，就可以得到事半功倍的减肥效果。这几年我为了保持体重，冬季也照样去抽空锻炼。虽然有时出门怕冷很不情愿，但锻炼回来时却全身温暖，感到非常幸福。

由于年底是人们工作最紧张的时期，往往压力大、睡眠差，身体容易处于亚健康状态。如果冬天能坚持运动，可以很好地消除压力，改善睡眠质量，改善消化吸收功能，这正是在帮助身体休养生息。如果冬天能坚持运动，做到消化好、睡眠好、不烦躁、不生病，不仅能防止肥肉上身，春天到来时还能收获更多的活力和美丽。

需要注意的是，对于大部分人来说，冬季锻炼应当避开大风大雪天，以免滑倒，室外活动穿着也不宜太少，防寒保暖工作一定要做好，不要因为运动落下关节炎。运动到少量出汗的程度就可以了。运动后赶紧穿上厚衣服，避免出汗之后受寒造成感冒。

生活方式：生理期减肥注意事项

女性生理期容易出现手脚发冷的情况，如果此时节食而限制营养的补充，很有可能会导致脂肪减少而影响子宫及卵巢的健康，从而会出现宫寒及月经量减少的情况。

女性生理期一定要注意补充各种营养，比如多吃应季蔬菜或者温热性的食物，这样有助于子宫的保暖，促进经血的顺畅。并且月经期女性的身体免疫力会有所降低，会有感冒、腹泻等反应，因此一定要注意饮食健康及饮食卫生。

减肥需要运动，但是生理期运动一定要避免过度疲劳，建议选择强度较小的运动。生理期前三天原则上应停止运动，生理期结束三四天后则可以散步或者做减肥操、瑜伽等，这样能够避免对身体造成负担，并且有助于舒缓压力，对女性生理期的健康会有所帮助。

生理期减肥如果选对方法可以达到一定的效果，但是减肥也不可盲目，下面我总结了一些生理期减肥需要注意的事项。

1. 不可剧烈运动

生理期应避免剧烈运动，如快速跑、跳绳等，因为剧烈运动会导致月经失调等状况出现，会影响女性的身体健康。一定要注意！

2. 不可游泳

生理期不可以游泳。游泳减肥效果虽然很好，但不适合女性生理期，因为此时子宫口处于微微张开的状态，细菌很容易进入宫腔从而增加感染的机会，会引起各种妇科炎症，所以生理期的时候要避免游泳。

3. 不要吃甜食和高热量食物

生理期许多女性觉得自己身体虚弱，因此就以补充体力为借口，或者以生理期吃什么都不会发胖为借口，安慰自己，放松自己，一不小心就吃进去不少甜食和高热量食品，让生理期自动成为"巧克力的解禁期"，这样做也是非常不利于减肥的。

4. 不可以喝酒

生理期不要喝酒，更不要酗酒，因为每次喝醉都会伤害肝脏，伤害身体。

5. 不可以吃高脂和高钠的食物

生理期的饮食同样要注意低油、低脂、低钠，否则一样会引发肥胖。

6. 生理期减肥不可不吃的食物

- 海带。海带可以减少脂肪在血管壁上的沉积，让血液中的毒素由体内排出，而且海带含有的卡路里不高，还有很好的饱腹效果。

- 红豆。红豆性味甘酸而平，在解毒的同时还能帮助补充气血。如果女性的腿部在生理期水肿，红豆是最佳选择！

- 大蒜。大蒜可以减少血中胆固醇的生成，有助于增加高密度脂蛋白，为生理期的女性补充足够的能量。

- 山药。山药含有大量黏液蛋白，可以防止脂肪沉积在血管上，为女性留住足够的血蛋白，让女性不会因为失血过多而营养不足。

如何不反弹：找清原因，坚定信念

减肥过程中出现反弹的原因有很多，你一定要找到导致自己反弹的原因，然后有针对性地加以控制。

1. 运动后反弹

很多运动员退役后会发福。其实，不是运动使他们容易发胖，而是运动员由于职业要求，需要进行高强度的运动，以增加肌肉、提升爆发力。当运动员锻炼时，对能量的需求随着运动量的增加而提高，人的胃口也会随之大增。但一旦停止运动，机体对能量的需求自然就相应下降，而人的胃口并没有同步减小，仍然在较长的一段时间保持与运动时期相同的摄入量。同时，随着运动的停止，机体对能量的需求相应降低，从而使我们从食物中摄入的能量极大地超过能量的消耗，想不发胖实在是难于上青天了。所以很多运动员退役之后都会迅速发胖，并不是因为他们体内的肌肉转变成了脂肪，而是因为他们退役之后的饮食习惯没有随之进行调整。如果退役后能够很好地控制饮食、保持生活规律和应有的平衡，即使很多年后，运动员一样能有骄人的体型。运动员一般整天都在训练，属于过度运动。而对于普通人来说，一般每天只有 1~2 小时的运动时间，停止运动后只要循序渐进，是不会出现发福的情况的。

2. 补偿性反弹

每次运动完，满头是汗，气喘吁吁，于是你对自己说，买个雪糕吧！这么拼命运动总该有点奖励，买点吃的犒劳自己吧！于是你买了雪糕等食品，大口大口吃起来。到晚饭时间感觉比较累，于是你对自己说，今天多吃些肉吧，白天消耗了不少。这些情况就会造成补偿性反弹。

3. 坏心情反弹

当你的心情很差，往往选择吃东西作为发泄方式之一，大吃特吃，直到肚子撑得圆圆滚滚。在减肥过程中，之所以要保持一个好心情，一方面是人人都应该活得快乐，另一方面就是防止坏心情所致的反弹。有时候，心情差的人是不愿意外出运动的，除了吃就是在狭小空间冥思苦想。这个时候，反弹的幽灵就已经在你身后，蓄势待发。

4. 基础代谢率降低而致反弹

基础代谢是热量消耗的主要途径，约占能量代谢的60%～70%。节食时间长了，人体会对节食行为做出必要调整，以降低基础代谢率为主要手段，并通过体内肽荷尔蒙的释放而增加食欲。

减肥时，需要时刻提醒自己正在减肥，心里默念"不要吃高脂肪的东西"。心情差了实在忍不住，可以选择低热量的水果，如苹果、橘子等，也可以吃点蔬菜。水果蔬菜属于碱性食物，是可以改善人们心情的，重要的是又不会让人发胖，吃着吃着肚子就胀了，就吃不下其他食物了。所以反弹期间首先知道是什么原因导致的反弹，然后以坚持为本，该注意饮食就注意饮食，该运动就运动。一般反弹都有一个期限，也许三五天，也许一周，等期限一过，身体就会适应，接下来就会瘦得更快！

第五章

心 理 训 练

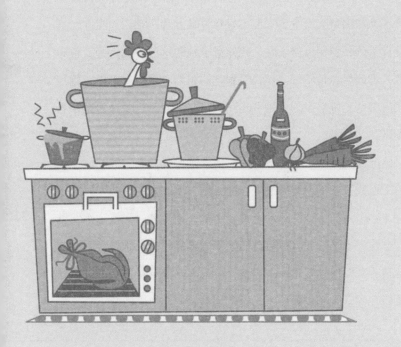

第十三招 厌恶训练

厌恶减肥法就是从心理角度让肥胖者对自己的身材感到不满意，从而激发自我的潜能去积极行动，达到减肥的目的。

我曾经的一个学员报名我的减肥培训班后一直没有积极上课，每次大家一起视频做操时她都急切盼着结束。懒惰的她一点都不愿意动，任由体重从75千克涨到了90千克。每次上课别人在运动，她总是吃东西。而且每次大家在群里晒三餐照片时，她却因每天大吃大喝而不好意思晒图片。她因为肥胖一直找不到男友，也没有工作，特别沉迷于吃。我知道了她的这一不良行为，也对她进行了多次教育，可效果总是不好。她说看到吃的东西心里就直痒痒，她常常因为吃而忘记任何事情。她父亲因为她贪吃和懒惰非常生气，所以为她报名参加我的减肥培训班。

针对她的这一情况，我采用了厌恶训练法。由于她自我控制力较差，在外界不良刺激的作用下导致了不良行为的产生。我试图去了解她的其他爱好，引导她将爱好由饮食转移到别的有益的活动上来。比如，她爱美，我就让她父母给她买漂亮衣服，当她穿不上时，就对自己产生了厌恶感，这时她就会明白减肥的意义。她的父亲后来发现她喜欢一个男生，可是人家偏偏身边有个身材好的练舞蹈的美女做伴，所以她心里很生气。这个男生说："如果你瘦下来，那

48

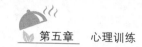

我也许会考虑你。"于是她在不断的刺激下，对自己的现状产生了极度的厌恶感，终于励志减肥，后来两个月瘦了 15 千克。

采用厌恶训练法的原则是，每次当肥胖者做出对减肥不利的行为时，我们就给予他一种刺激，可以是身体的疼痛，也可以是感官的刺激。比如，古代的"头悬梁、锥刺股"便是为了学习而采取的方法。运用这种强烈的刺激对抗错误的行为习惯，或者让减肥者看到或者听到某些东西来刺激他开始积极减肥。经过反复训练，使不良行为与不愉快的心情建立条件反射，最终达到每当自己做不利行为时就自然地想起这些痛苦，这样通过自我调整去改变。

在使用厌恶训练法时，刺激度必须达到足够的强度，直到最终改变肥胖者的习惯为止。如强度太低就不会有太大的作用。我们要改变一个人的心理状况，首先要有强烈的感官或者身体刺激。很多人减肥就是光说不练，今天因为刺激要减肥，结果好了伤疤忘了疼，过几天不了了之。如果希望减肥有效果，要刺激就刺激到底，不达目的不罢休。

第十四招　进食速度训练

我们理想中的进餐可能是铺好干净的桌布，摆上蜡烛并用轻柔的音乐营造出安静、惬意的氛围，然后好好享用美食。但在现实生活中，我们可能会为了节约时间把午饭带到办公室或在下班时带一份外卖回家吃。不过，即使在这种匆忙的情况下，我们也可以采取一些策略来控制自己用餐的速度，否则如果吃饭速度过快，既容易患慢性病，也不利于减肥。下边教给大家三个放慢吃饭速度的方法。

（1）吃饭时避免一心多用。用餐时放下你的电话、离开电脑、关掉电视，然后把注意力放在饭菜上。你应该去感受饭菜的味道、温度和质感，让自己的大脑和嘴"同步"，这样能够让你获得更多食物带来的乐趣，感受每一次咀嚼带来的美味。

（2）使用筷子吃饭。汤匙会让你不知不觉地把饭菜不断"铲"进嘴里，可能让你的每一口都吃得太多。使用筷子来吃各式的饭菜能够帮助你控制每一口饭菜的量。

（3）细嚼慢咽。如果你有狼吞虎咽的习惯，可以尝试数一数每一口食物的咀嚼次数。尝试在吃每一口饭时咀嚼 20 秒以上，因为经过仔细咀嚼的饭菜能够更好地被消化，这种做法可以减少胃肠问题的出现。细嚼慢咽一直是养生专家推崇的进食方式，其实不只是养生，减肥也一样。放慢进食速度后很容易产生饱腹感，吃得少也不会感觉饿。

第十五招 激励和刺激训练

一个人减肥缺乏鞭策是不行的，有时候我们需要励志话语的激励，有时候我们也需要听些狠话受些刺激，所以别人对你善意的鼓励和刺激都是减肥成功必不可少的因素，借助别人的力量使自己成功是一种很好的办法。

下边我总结一些减肥的激励话语，大家看看哪个适合自己，就贴在墙上不断地激励自己吧！

- 当我告诉他们我要减肥时，他们都说，你不胖，无所谓，胖点富态！一直沉浸在这样的谎言当中，当然没有了减肥的动力，不骗人的只有相机和镜子！
- 难道等到所有人都跑来跟你说，"亲爱的，你怎么变成这样了？"那时候再去减肥吗？
- 这是个残酷的社会，外表也很重要。
- 女生一定要爱自己，胖子没前途！你再有本事，心地再好，也只是个好胖子。

- 不管年纪，漂亮是必需的。减肥也没有借口，你能把自己吃肥，就一定能瘦下来。

- 胖子没资格懒惰，没有资格狂吃！一定要瘦了再说。

- 想要瘦一定要付出代价。怕吃苦、太娇气的人就不要开始了。

- 没有好方法，就是忍。不要问我怎么忍，吃得苦中苦，方为人上人。

- 你们要为自己加油，要证明给自己和曾经歧视过你的人看；就算以前是胖子，也会有瘦下来、变漂亮的一天。

- 那些想减肥又没有意志力、喜欢吃东西的人，没救了！想减肥就别给自己找借口，别犹豫，果断点！要瘦就得付出代价！受不了就继续在胖子的行列混，反正世界上胖子那么多，也不差你一个！

- 要么瘦，要么死！

- 照相不敢咧嘴笑是吧？裤子不敢穿浅色的是吧？这就是胖子最大的悲哀！

- 当你对美好身材的渴望远远大于你对食物的渴望，你就可以成功减肥！减不下来那是因为你对美丽的渴望还不够强烈！

- 一个女人如果连自己的体重都控制不了，何以掌控自己的人生？

- 其实在你想放弃的那个瞬间，告诉自己再坚持一下，再坚持一下，也就坚持下去了。

第十六招 潜意识训练

A："你最近不是要减肥吗？怎么还吃这么多！"

B："呃，吃完这顿再减吧，不吃饱了哪有力气减肥！"

你有没有这样的经历呢？信誓旦旦地告诉自己要减肥，但好像越想控制就越饿，每次挣扎一番还是先吃了再说。如此下来，不仅没有减肥，反而越减越肥，这是为什么呢？难道自己注定瘦不下来吗？

这其实主要是心理因素所致。20 世纪 80 年代，有三位心理学家提出了恐惧管理理论，即当我们感觉恐惧（担心、害怕、焦虑等）时，为了缓解这种恐惧感带来的心理压力，潜意识会催动我们寻找任何能让自己觉得安全、有力量、得到安慰的东西，包括食物、购物、奢侈品、房子等，并且这种方式会逐渐固化为内在的价值观和行为模式。

我不知道有多少人想到减肥时会联想到快乐。但现实情况是，几乎我认识的所有人都会把减肥和痛苦联系起来。既然减肥可以让人更加美丽，更有魅力，这理所当然应当是一件好事情，怎么会变成一桩让人想起来就觉得痛苦和纠结的事情呢？因为你的心态没有调整好，或者你没有准备好接受瘦下来的生活，因为你已经养成了一种懒惰拖延的胖子习惯。换句话说，一旦人的习惯、信仰、价值观形成了，再想改变就会很难。

对于减肥这件事，人们的意识和潜意识也是不一样的。意识说："我要减肥，我要让所有人羡慕我，我要瘦下来变得美美的。"而潜意识却说："要那么努力地运动，流那么多汗，少吃那么多东西，我不爽。"潜意识的功能倾向于保护人体不受到外界的威胁，确保人的生命安全。当一个人感觉到饥饿时，这时意识会说："太赞了，我的脂肪燃烧了，就这样坚持我必须瘦。"潜意识会说："太不爽了，这样的话会不会晕倒？我还是补充一些食物吧，毕竟怎么舒服怎么来。"于是潜意识会驱动人去寻找吃的东西，减少这种危机和压力。虽然这时意识知道自己在减肥，会提醒不要吃东西，但潜意识只是会听从身体发出的警报而去行动，去吃东西。

这时人会面临一个选择，到底吃还是不吃？短期来说意识会初战告捷，因为潜意识没有形成习惯；长期来说已经难以再战，慢慢地当潜意识变得强大，求生本能的食欲再次袭来时，意识的力量就会变得越来越弱，于是最终，潜意识总是会获胜。于是，我们经常会看到，减肥的人在取得一定的成绩之后，很

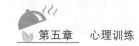

快会被打回原形，而且是连本带利，总会再增加几斤肉。

所以减肥不是心血来潮的事情，如果三天打渔两天晒网，那样注定会失败。你想要减肥，首先要搞清楚目的是什么，也许是因为工作和生活需要，想保持良好的形象；也许因为世俗的眼光影响到人际关系和职业发展，甚至是个人的情感归宿；或者是担心太胖了身体会出现问题，像高血压、心脏病等都跟肥胖关系密切……不管是哪一种原因，都会让人感到担心和焦虑，这种轻度的恐惧感会促使你下定决心节食，成为减肥的动力。但是同时，它们也会造成一定的心理压力，当你感觉有压力时，潜意识就会催动你通过熟悉的方式寻求心理安慰，为自己减压，对于很多"贪吃鬼"来讲就是他们钟爱的食物。在意识层面你想要减肥，在潜意识层面你需要通过吃东西来缓解焦虑和担心，于是就出现了想要节食但又控制不住自己的状况。

所以，减肥首要的就是潜意识和意识要保持一致，保持轻松的心态。首先要充满信心，按照正确的方法来执行。只要每天合理运动 1 小时，只要低油、低脂饮食，就是科学的减肥，就一定会成功。关键是坚持多久，瘦得快不要松懈，瘦得慢不要气馁。意识与潜意识都要认识到身体健康是第一要务，那么一直肥胖就会危害健康，所以我们应从现在开始就树立这样的观念：减肥是必需的，必须坚持到底！

与此同时，要注意调整情绪。很多人感到焦虑、担心时就想吃点东西，或是压力大时就想去"暴撮"一顿，这样就是拿自己的健康不当回事。把吃东西替换成其他可以燃烧热量的事情，如运动或者做家务。当感到焦虑、压力大时，你可以去跑步、游泳、健身，或者在家里搞搞卫生。当这些慢慢变成习惯，形成良好的心态和健康的生活方式，想要胖起来都难了！

第十七招　转移训练

减肥的困难往往在于控制不住自己旺盛的食欲，在你无聊的时候，总会随手拿起一包零食，开始悠闲地享受。这时候，你需要尝试找一些事情来做，以转移注意力。最好不要是看电视这种不用动脑子的娱乐项目，可以做做家务，出门逛逛街，甚至可以进行一些需要集中精力的游戏，吸引注意力。

有些人肥胖是因为脑海里无时无刻不在想美食，这样的思想就会导致他们沉迷于美食而不可自拔。我希望大家在生活中要多学会转移注意力，在自己脑海里琢磨美食的时候就马上作一次轻快的散步，喝一杯水，看一会儿电视，直到这类想象不再导致过多分泌胰岛素为止。否则一顿大餐就摧毁了多日努力的成果。很多人每顿饭都琢磨想吃什么，其实减肥的时候应该变成琢磨能吃什么。肥胖说明你的饮食习惯需要改正，因此就不能总按照你想的来了，应该按照科学的饮食方式去调整。大家必须理智地面对食物，在进餐时清醒地思考，最终就会摆脱"饿了就吃"的旧习惯，成为一名理性的用餐者，从而达到减肥的目的。

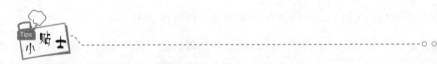

🍲 饮食：疯狂节食，健康减肥两不益

疯狂节食并不是健康的减肥方式，很多人节食却不瘦的原因如下。

（1）很多人一天吃两顿饭，而你少吃的是哪一餐，早餐、午餐还是晚餐？

我自己减肥成功一个很重要的原因就是三餐合理搭配，尤其是早餐，是我一天中最重要的一餐。我会把每天50%～60%的营养都放在早餐，而且从来没有因为任何理由而不吃早餐，因为不吃早餐不光瘦不下来，还可能胖更多！如果因为不吃早餐而使中午吃得更多，或者导致晚上狂吃，得不偿失！因为越靠近晚上吃越容易肥胖。所以如果少吃了一顿饭，就要问自己，少吃的是哪一餐？如果少吃的是"早餐"，那难怪瘦不下来了！

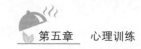

早餐是一天当中的第一顿正餐，也是最重要的一餐，因为一天的营养主要靠早晨补充，这对一天的工作生活很有好处。而且早晨只要正常饮食是不会导致肥胖的。从昨天晚餐后到今天早餐前，你已经空腹差不多 12 小时，必须通过一顿相对营养丰富的早餐来为身体补充能量，维持正常的代谢。

（2）少吃一餐后，热量减少了吗？

少吃了一顿饭，看上去是减肥的好机会，但如果因为肚子饿而导致下一顿狂吃，反而会肥胖；如果少吃了一顿饭而导致在不该吃饭的时候忍不住加餐，说不定热量都比吃一顿正餐还高！就算你真的辛苦熬到下一餐，也可能因为饥饿感而吃下更多的食物。如果这样，一天的总热量是超标的。

所以，不要以为少吃一餐就能变瘦，一整天加起来的总热量是多少才是变胖或变瘦的真相！我建议大家三餐定时定量，这样才是健康的饮食方式。

（3）少吃也少动了吗？

很多人减肥，知道节食或者知道控制总热量，吃得很注意，但不知道通过增加运动来增加消耗，结果总热量还是没变。

只利用节食来减肥，本来有的运动习惯突然停止或减少，虽然热量的摄取减少了，但是停止运动也同样减少了热量的消耗，少吃也少动，结果还是瘦不下来！

正确的减肥观念是吃动平衡，就是在注意低油、低脂合理饮食的基础上，每天增加一定量的运动。原则上 40 分钟以上的有氧运动才可以燃烧脂肪，我们可以选择自己喜爱并且适合的运动方式，如羽毛球、快速走、游泳等并且坚持下去，因为运动是消耗脂肪最好的方式。

（4）少吃了一餐，却多吃了夜宵或者零食？

有些人正餐吃得很少，中午开始就控制油脂摄入，甚至过午不食，但是下午会吃坚果、雪糕等，晚上还要喝饮料或者吃蛋糕。如果总这样，不光吃得没有营养不利于健康，而且还会热量摄入过多。你可能觉得一小块蛋糕、一杯饮料或者一包坚果应该不算什么，但是这些食物的热量都真的很惊人！如果希望减肥，那必须控制零食和垃圾食品的摄入。

（5）其他两餐你都吃些什么？

午餐和晚餐你都吃什么呢？当初肥胖时，我记得米饭一吃就是两大碗，菜虽然是蔬菜，但炒菜的油很大，时不时还喝饮料，所以胖得特别快。减肥成功后我才明白，午餐和晚餐应该尽量少吃主食，油腻的东西不吃，多吃蔬菜且炒菜的油少些，每周吃几次水煮菜和凉拌菜最佳，另外晚上睡觉前4小时不要进食任何食物。

（6）基础代谢率下降了？

提高基础代谢率，是比少吃一餐更有效的减肥方式！很多人有疑问：每天我吃得并不多，基本都只吃一顿饭，为什么体重还降不下来？很有可能是因为你的基础代谢率下降了！

人体的热量消耗有三个主要途径：一是饮食，占10%；二是活动，占20%；三是基础代谢率，占60%～70%。基础代谢率是消耗热量的关键！由此可见，想要减肥，与其辛苦节制饮食，还不如提高基础代谢率比较实际。多运动、多喝水、常泡澡、勤按摩、按时睡觉等，都是有效提高基础代谢率的方法。

（7）身体里是肌肉还是脂肪？

1千克肌肉消耗100大卡，1千克脂肪只能消耗4～10大卡！隐藏在你身体里的是肥肥的脂肪还是结实的肌肉呢？

身体里的肌肉比例越高，基础代谢率就越高。反过来说，脂肪比例越高的话，基础代谢率就越低！因此，努力增加身体的肌肉量，增强体质比节食更关键。增加肌肉最佳的运动方式是有氧运动和无氧运动相结合。

（8）一天的最后一餐习惯在睡前吃？

睡前 3 ~ 4 小时别吃东西，避免食物囤积在体内变肥肉！进食的时间也关系到身材的胖瘦！之前朋友圈疯传了一篇点击率很高的文章，讲的是晚餐与长寿的关系"晚餐的时间和量决定你的寿命"。如果总在睡前吃东西，吃了就睡，囤积在体内的能量完全没有消耗的机会，于是就会变成脂肪全部囤积在身体里！

所以大家必须注意，早餐要吃好，午餐六成饱，晚餐必须少。

（9）少吃又变胖！怎么会这么倒霉？

饥一顿饱一顿非常不利于减肥，因为这样会伤害肠胃，而且身体不会有良好的消化习惯，这个时候身体的自我保护机制就会被启动，结果会有两种情况发生：第一，一旦有食物能量进入，身体就会大量吸收以便储存及备用；第二，身体会自动将脂肪储存，反而先分解肌肉组织来提供能量。结果肌肉越来越少，使得脂肪比例变高，身材就越来越瘦不下来了！

所以综合来看，节食并不是可取的减肥方式，并且还会产生以下危害。

（1）蛋白质被消耗，优质蛋白不足。很多人节食时不吃蛋类、豆制品和肉类，导致蛋白质缺乏。蛋白质不足会引起基础代谢率下降，其结果就是即使运动脂肪也很难燃烧，从而减肥的效果也会变得很差；另外，还会出现脱发、贫血、腹泻和浮肿等现象并成为易胖体质。如果是儿童，因为长期蛋白质摄入不足，会表现为生长发育迟缓，身高体重低于正常儿童，甚至影响智力的正常发育。

（2）平台期出现。长期节食会使我们的身体缺乏营养，为了维持生命的正常活动，基础代谢率会降低。这也是节食减肥遇到瓶颈的原因。

（3）极易反弹。如果节食一段时间后开始正常吃饭，身体会完全不适应你前后两种极端的饮食模式，极其容易反弹。这也是很多人减肥失败的罪魁祸首。

（4）各种维生素不足。节食就是每天控制饮食，基本上吃得很少，比如每天吃一个苹果，或者天天吃黄瓜等，这样的话身体会缺乏钙铁锌硒和各种维生素。比如，缺乏维生素 A 会导致皮肤粗糙干燥，容易患皮肤病；缺少维生素 B 会患溃疡，因为构成人体皮肤和黏膜的细胞需要 B 族维生素，缺乏时人体无法产生足够的皮肤和黏膜细胞去顶替代谢掉的细胞，患处一旦有创面就会产生溃疡。总之，缺少维生素使身体抵抗力明显下降，各项机能明显降低，危害健康。

（5）生理期紊乱。很多女孩因为节食改变了内分泌，结果减肥期间发现生理期迟迟不来，好几个月不来的也大有人在，如果总这样减肥，也是对自己身体的极大伤害。

🍲 运动：每天三动作，轻松练成瓜子脸

减肥只有一种健康方法，就是合理饮食加运动。说起运动，大多数人都明白，但不知道具体怎么做。运动减肥可以促进人体脂肪燃烧，加快新陈代谢，不仅能够减肥塑形，还有美容保健的功效。

运动减肥为什么有效呢？运动可以增加能量消耗、降低血压，提高心肺功能。长期有规律的运动，还可以有效降低人体安静时的血压，降低血清胆固醇的浓度，从而改善人体心血管的功能，减少冠心病、高血压等肥胖并发症的发病率。运动不需要固定场地、时间，运动是个随时随地可以做的事情，如室外跑步、踢毽子、打羽毛球都是不错的选择。我当初自己在家里做减肥操，足不出户就可以减肥成功，简单易行。下面我就给大家介绍三个能够轻松瘦脸的简单动作。

第一个动作：原地跑的同时头抬起 45 度仰望天花板。原地跑是全身性运动，在原地跑的时候抬起头会在跑步的时候拉伸脸部多余的赘肉达到瘦脸的效果。

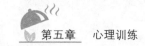

第二个动作：原地跑的时候头向左侧抬起 45 度，坚持 2 分钟，然后换右侧抬起 45 度，可以对脸部侧面赘肉有燃烧脂肪的效果。

第三个动作：原地跑的过程中，双手轻微敲打脸部赘肉 3 分钟，其实目的是让那里的赘肉多运动，这对瘦脸有完美的功效。

生活方式：调整心态，轻松迎来每一天

很多人减肥不成功，不是因为体力不好，也不是因为饮食不对，而是心态不健康，所以减肥真的需要调整好心态。我减肥成功不是因为发明了减肥操，而是从决定减肥的那天开始坚持了 100 天而已。

我以前每次都因为看到医院里很多肥胖人得病而恐惧。大夫说我属痰湿体质，好多生活习惯不好，比如饮食不规律，同时性格也不好，总是看着自己的身材天天发脾气，抱怨"为什么老天对我这样"。

后来在家人和医生的疏导下，我终于想通了。每一个胖子都有减肥成功的可能，谁都不笨，谁都不傻，只要今天开始行动，谁都有可能成功。我不愿意看着肥胖的身体日后得病而让父母和子女担心！

我也希望你相信，减肥其实并不复杂，只要决定开始，只要按照正确的方法坚持 100 天，就一定会成功。当瘦下来后，世界会变得十分光明！

改变，是一项必须去做的事情。我自己当初因为 125 千克的体重被众人鄙视，包括家里的亲戚也都给我白眼，甚至我父母因为我的肥胖在见到邻居和亲戚时情绪都比较低沉。我因为体重被人起外号，也曾因为肥胖被很多人说碍眼，也曾因为体重找工作面试被拒绝。但现在我是中央电视台、江苏卫视、湖南卫视等很多节目的特邀嘉宾，我自己开公司为大家提供更好的减肥服务，我的身体各项机能全部健康，连医生都在找我询问减肥秘籍。邻居朋友知道我瘦 50 千克后，经常有人到我家询问减肥秘籍，都为我竖起大拇指！100 天，仅需 100 天！从邻居到医生，从健康到事业，对于我来说全部改变。这次改变不光

改变了我的体重，更改变了我的人生。我觉得我的人生因为减肥而精彩，我希望大家以我为例，减肥拒绝拖延，就从今天开始积极努力，终有一天你会为你今天的努力而自豪！

🍲 如何不反弹：合理饮食与适当锻炼必不可少

减肥成功是一件非常需要毅力的事情。想要减肥成功，保持身材不反弹是关键。很多女性减肥后没有坚持运动和控制饮食，导致身体反弹，反而比以前更胖，真的是"打江山难，守江山更难"。减肥成功后该怎么保持体重呢？

1. 要按时、定量吃饭

不要随意推迟吃饭时间或者不吃饭。吃饭时间或者吃饭的量总不固定，无法供应足够血糖以供消耗，人便会感到倦怠、脑力无法集中、精神不振、反应迟钝。只有定时、定量、按顿进食才能保证大脑得到充分的营养，使人的记忆力、理解力、思维分析等能力处于较为理想的状态，从而保证更高的工作效率。如果饥一顿饱一顿，也很容易导致胃口大开，吃得比平时多，容易导致肥胖。

2. 合理的饮食结构

减肥成功后的饮食中最好包括丰富的粗纤维，每天 60% 的蔬菜，20% 的碳水化合物，水果、肉类占每天总饮食量的 20%。每天要吃各种颜色的蔬菜水果来保证充足的营养，每顿饭都要尽量注意低油、低脂，一些动物内脏或者肥肉类东西和垃圾食品不要吃。

3. 饭前多喝水

饭前半小时左右喝杯水或者是喝点蔬菜汤能够帮助增加饱腹感从而减少对食物的摄入，帮助控制体重。而且饭前喝杯水还能够帮助加速身体的新陈代谢，具有减肥效果的茶水还能够加速燃烧脂肪，控制体重。

4. 坚持运动

减肥成功之后也要注意保持运动的习惯。一般来说减肥期间基本上天天锻炼，减肥成功后不用刻意为了减肥而锻炼，但最好每周坚持三次以上、每次约半小时以上的运动。可以选择自己爱好的运动，比如和同事去打羽毛球等。或者生活中多锻炼，比如每天步行去公司，每天快走一万步等。适当运动能够帮助维持减肥的效果，而且还能够强身健体。要注意运动不要过于激烈，以免身体的疲劳感和无力感化作食欲，这样很容易使身体摄入过量的热量而导致体重上升。每周三次半小时以上的有氧运动最佳。

5. 养成良好的习惯

例如，饭后半小时不能坐，饭后 1~2 小时再运动，饭中饭后切忌喝太多水和汤，晚饭尽量 6 点前解决，睡前两小时不能进食。

| 第六章 |

管理不良情绪

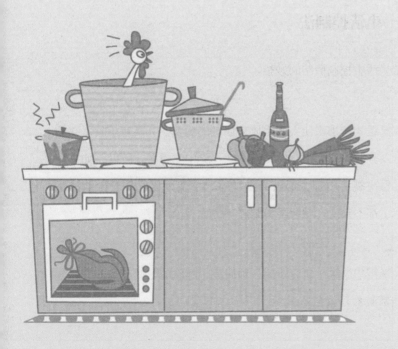

如果不能管理情绪，也是很容易长胖的。越生气，特别是经常生气，就越容易发胖，而且肥肉最容易长在腰上。要拥有健康的身体，首先要树立正确的健康观念，还要拥有正确的生活态度。既要干事业，也要享受生活，遇到挫折、坎坷要乐观坚强地面对，更要有广阔的胸怀和高尚的品德。所以减肥首先要调整情绪，情绪调整比学会如何饮食、如何运动更重要。因为一个人只有在内心坚定、情绪饱满的状态下才可以在减肥的道路上坚持更久，才更容易成功。

第十八招 生活控制法

以下就是日常生活中控制情绪的妙招。

1. 巧用音乐

很多饭店会放舒缓的音乐来使人产生放松愉悦的感觉。其实音乐除了它的积极作用，它还可以分散注意力，会导致人不知不觉中吃得多。所以，如果你有吃饭时听音乐、看电视等习惯，那就必须注意，不要因为音乐等分散注意力，否则自己吃饱了都不知道，就会容易肥胖。

2. 美美地睡上一觉

根据斯坦福大学霍华德医学研究所的一项研究，睡眠的时间越少，身体分泌的瘦素（一种能量激素）就会越少。

瘦素通过两种方式来帮助减肥：一是它会制止你吃东西；二是它会鼓励你去运动，去消耗身体的能量。身体如果总是处于亚健康或者劳累的状态，甚至很多人总熬夜，会使人的体质下降、代谢能力降低，导致自身循环变慢，减肥速度也就变慢。

3. 不要"逃"饭

一日三餐都是要吃的。很多人突然称体重，看到体重秤的数字增加了，就把下一顿饭节省了，但过了几个小时终归抵不过饥饿而狼吞虎咽。越靠近晚上吃的东西越会导致肥胖。从生理上来说，由于血糖直线下降，人会感到极度饥饿，接着就觉得吃多点是理所当然。再加上"逃"了一餐以后，身体会误以为以后的营养供应都会不足，因此降低了新陈代谢的速度。新陈代谢速度越慢，就越难减肥。

4. 阳光也有助减肥

阳光可以生产一种能带给你愉快感觉的复合胺，它还可以抵制你对甜食的渴望。所以，当你想吃糖果的时候，到室外去透透气，晒晒太阳吧。在白天，保持窗帘或百叶窗打开也是一个与阳光亲密接触的好主意。如果是晴天，多去户外走走对健康很有好处。

5. 运动无处不在

有一项统计显示：每天花在交通工具上的时间每增加1小时，肥胖的可能性就增加6%。而每天步行1万步，肥胖的概率就会减少8%。其实在日常生活中，锻炼的机会无处不在。当朋友给你打电话时，你可以在接电话时来回不停地走动；当你看电视时，在广告的间隙把自己从沙发上拉起来，稍微活动、拉伸一下。当然，想要更好的效果，就是时不时做一些减肥操或者平板支撑等运动。很多女生喜欢去商场，我建议最好不要乘电梯，多爬楼梯，多快走。逛街时渴了不要喝饮料而是喝水，这样每次逛街都可以起到减肥的作用。

6. 储存零食的学问

如果家里有零食，最好放在看不见的地方。当然最好家里不要存放零食。经常看不到零食或者晚上饿的时候家里没有零食，无法额外进食，有助于减肥。

7. 使用筷子吃饭

相对于勺子，使用筷子可以稍微调节进餐的速度，因为用筷子一次不会夹得太多。慢慢养成习惯胃可以变小，进食量就会减少，也会很轻松地保持体重。同时锻炼自己用另一只手拿筷子吃饭，这样既锻炼大脑，同时也可以减慢进食速度。

8. 把餐厅照亮

餐厅越昏暗就会吃得越多。为什么？因为较弱的光线使人感觉更加放松，自我控制力就下降。在明亮的环境下，当你看到如此多的油脂时可能会产生排斥感。所以，考虑调节一下餐厅的灯光，也许可以让你减少摄入更多的食物呢。

9. 乐观放松

体重不会天天下降，会遇到平台期，会遇到劳累无法坚持的时候，无论遇到什么都要告诉自己，减肥终归是几个月甚至更长期的过程，但此后的生活会因此而受益，甚至你的人生都将从此向好的方向转变。你一定要搞清楚自己为什么减肥，想想爱情，想想健康，保持乐观放松的心态，也许就会坚持得更好。减肥需要的是今天开始抓紧行动，只要你确定行动，哪天都不晚。

第十九招 控制情绪法

要快速减肥，那就控制好自己的情绪吧。轻松拥有苗条身材其实就这么简单。

很多人尤其是女性的饮食很多时候都是由心情来决定的。如果处在焦虑、劳累和紧张的状态中就会特别想吃东西，而且很难控制。这其实是把食物当成了一种安慰或者奖赏，用进餐来缓解精神的压力。

由于食物可以迅速带来满足感，所以许多人遇到挫折或者心情不好时首先想到的是吃零食，这其实是一种严重的心理问题。也许食物确实能使他们的情绪迅速高涨，但这并不能解决根本问题。有孩子的人都知道，食物可以很快地改变孩子的情绪，一个冰激凌就可以让孩子破涕为笑，孩子取得好成绩父母会给孩子买好吃的，这些都无形中助长了我们用食物来奖赏和安慰自己的欲望。而如今这种做法非但不能解决实际问题，反而会导致肥胖。

找出情绪化进食的原因

不管原因是什么，大吃一顿可能是一个暂时消除忧郁的好办法，然而事后总是会为这种行为感到内疚和痛苦。请记住，非饥饿时的进食是一种条件反射，它有可能消失，也有可能再次发生。如果你发现自己处于情绪性饮食的状态，你首先要确定引起你的不良情绪并导致你进食的事件、主题或氛围。可能你是因为冬日的短日照而情绪低落，也可能是父母的电话给你带来了心烦意乱；还有可能是工作上的麻烦或是朋友之间的不开心。找到原因，解决问题，而不是靠吃东西去排遣。

主动解决问题

一旦确定了自己烦恼的原因，你就找到了问题所在。你可以给朋友打个电话或者选择看书或者电视剧。我当初在减肥期间，如果饿了首先是喝水，其次是给朋友打电话讲讲我目前遇到的事情，之后我就会心情大好。要么就去室外散步，看看街边的美女帅哥、压压马路，这些比总是在家里情绪低沉好很多。

关键的一点就是进食并非消除烦恼的最佳办法，尤其是当你控制体重的时候。除非你明白情绪性饮食的原因，否则你不可能学会对它采取新的行动。你想通过进食来使自己情绪高涨的时候，就要三思了。你还有很多其他的选择，它们可能对消除不良情绪有更持久的功效。

第二十招 关注法

消沉会对你的健康和长期的幸福造成非常严重的不良影响，你非常有必要关注它。

如果你是因为生活的无趣感到厌烦，那你可以创造生活的乐趣。花一些精力来考虑什么是你生活中最重要的东西，你怎样才能用更有意义的方式实现它。在我们成长和变化的生活中充满了机会，但机会是不会主动找上门的，你需要去寻找机会并把它转变为现实。我不行""我要照顾孩子""我太累了"，当你说这些话的时候，可能你已经打败了自己。实际的情况是"你能""孩子也需要更有活力、更积极的父母""当你专注于那些能够鼓舞你的事情时就不会觉得累了"。而如果你肥胖，就必须积极地减肥，这样父母和孩子才会开心，才会减压。我当初体重250多斤，父母并没有说什么，但后来我才明白父母为我的肥胖伤透了脑筋。如果我一直肥胖下去，可能日后最受罪的就是我的父母。有了这样的认识，你减肥会更有动力。

第二十一招 创造法：创造易瘦的环境

很少有人会意识到我们的周边环境会对我们的体重造成巨大的影响。

如果你家里总是存在很多好吃的东西，如果身边经常有人给你下糖衣炮弹，比如经常有人对你说胖一点可爱，显得富态，相信你的减重大计半途而废的可能性很大。要想顺利地把体重减下来，创造一个有利于减重的环境非常重要。

减重硬环境

人们进食的很大的原因就是"有食物可吃并且得来全不费工夫"这个事

实。你千万不要指望靠自己的意志力来克服美食诱惑，这太难了！设想一下，当你想吃零食时，如果需要走几百米才能有个超市去买，你也许就忍忍度过了；但如果你家里整天零食一大堆，那可能马上就会吃一堆。所以现在就看一下你生活的环境，是不是充斥着会给你带来诱惑的各种食物呢？也许这就是你的体重久久无法减掉的重要因素。

其实运动环境也是一样的，当你想运动的时候，你可能找不到你最喜欢的那双球鞋，或者运动衣还没来得及洗，或者你住宅周边没有一个适合运动的场所，这样你就给了自己一个很好的放弃今天运动的理由。和抵制食物诱惑相反，你要为自己创造一个可以激发你运动热情的环境。

减重软环境

与硬环境相比，减重软环境更容易阻碍你的前进道路。所谓的软环境，是指你周边人的语言和行动是否对你的减重起到正向作用。周围人的支持和鼓励以及正面的评价，会帮助你更加坚定减重的决心，而泼冷水和唱反调，则会让你对自己选择的道路产生怀疑而退缩。

对此，你一定要清楚什么是该听的，什么是不该听的，要自己给自己创造一个减肥的软环境，不要受周围人的态度和言语的影响。只要你坚定信心，心理素质过硬，相信不久之后你就可以体验到环境变化给你的体重带来的巨大变化了。

☕ **饮食：周末聚餐，请不要放纵自己**

每逢节假日或者周末很多人都会选择和朋友相聚，由于自己做饭费时费力，大多数人选择在外面的餐厅用餐，美食与聊天两者兼得，实乃人生一大乐事。以前，我们见面的招呼语是"您吃了吗"现在为了健康，我建议招呼语从

"您吃了吗"变为"您吃对了吗"。在外就餐要想吃出健康不肥胖就不要放纵自己。下面是几个周未聚餐的黄金准则。

主食：多吃五谷杂粮

很多人在外点餐，主食喜欢吃面条或者米饭，其实这些是最容易导致肥胖的，而且过于精细的东西容易导致便秘。我建议大家减肥期间，主食尤其是早餐可以多吃粗粮或者薯类。

薯类是推荐指数非常高的主食，红薯、紫薯、芋头、土豆等，蒸食是最健康的烹饪方式，既简单又好吃，减肥的朋友可以多吃这类主食。

主食何时吃呢？很多人都是在吃完大鱼大肉后才"根据情况"考虑是否吃主食。其实，如果没有碳水化合物，既不利于蛋白质吸收利用，也会给身体增加负担，所以主食要在餐前或者伴随着就餐一起吃。

另外，不要拿点心代替主食，点心虽然美味，但其背后却是高糖、高油或者高盐的存在。如果你点的主食能够体现食物多样化是最好的。例如，现在有些餐厅提供八宝饭、二米饭、三米饭，可以点这些谷物种类多一点的主食。

菜量："眼大胃口小"是常犯的错

人在饥饿时，往往食欲最旺盛，容易多点菜，不由自主地就会吃入更多的食物。在外点餐一定要"量力而行"。我国南方的点餐习惯就很好，先上汤，这样吃饭之前先喝汤，然后上小点心，大家慢慢享受点心，品尝汤品，等菜上来时已经差不多吃饱了，这样就很有利于减肥。但在北方，尤其是东北菜量很大，一个菜真的就可以够三个人吃，如果点多了必然就吃得多。所以点菜时要分清各地的差异。一般而言，对于菜量适中的餐馆，一人一菜是不错的参考标准，凉菜数量占总菜量的1/3即可。4个人的聚餐，可以选择3个热菜和1个凉菜。10个人的聚餐，可以选择3~4个凉菜，6~7个热菜。如果餐馆的菜量大，那么需要减少1个菜，反之菜盘子"袖珍"，则要增加1个。如果聚餐的有老人、幼儿和女性，也须减少1个菜，而青壮年较多时则最好增加1个菜。

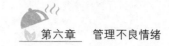

但大家如果减肥，尽量多吃清淡的蔬菜，不要喝酒、饮料，也不要吃油腻的荤菜，而且吃的时候最好慢一些，不要狼吞虎咽。

菜的种类：食材的种类越多越好

饭量不需要多，但食物的类别还是越多越好，尤其是蔬菜，每天 3 种以上是必需的。每天吃的食物种类越多，营养越全面。健康的饮食是一荤一素一菇。第一个种类荤菜，最好以白肉为主，如鱼、虾、鸡瘦肉等，红烧肉或者肥肉减肥期间最好少吃。第二个种类蔬菜，可以多吃些清淡的炒菜或者凉拌菜，有些大拌菜口味清淡而且种类丰富，是首选。第三个种类建议吃些豆制品、菌类、藻类等。由这三个种类构成的一桌美食，既不会重样，很好地体现了食物多样化的原则；而且颜色搭配好，根茎叶都有；最重要的是营养价值的补充与中国营养学会提倡的膳食宝塔是非常吻合的。

在选择菜肴的种类时，推荐的"黄金标准"是 1/3 的荤菜，1/3 的蔬菜，1/3 的豆、菌、藻。荤菜是优质蛋白和铁的好来源。蔬菜是健康的守护神，且吃蔬菜越"色"越好，绿、红、黄、紫、白等像彩虹一样的各色蔬菜，不仅看着有食欲而且营养价值高。菌菇、藻类食物大多含有多糖类物质，有助提高机体免疫力。选择凉菜时，尽量多选一些清爽的素食，可以平衡主菜油脂和蛋白质过多的问题，颜色鲜艳的各种蔬菜可以多吃。

做法：尽量选择清淡的烹饪方法

很多人都知道垃圾食品不健康，但说让吃鸡肉，结果开始吃炸鸡；说让吃土豆，结果天天吃薯片，如果这样的话，只能肥胖。我们不仅会选择食物种类，更要重视加工方法。但从某种程度上说，选做法比选食材更重要。

土豆是广受大众喜爱的食材，相对于蔬菜而言可以充饥，相对于主食而言又含有丰富的钾和维生素 C。但若是选择炸土豆、拔丝土豆、地三鲜，那么原本只有 0.2% 的脂肪含量就会迅速蹿升。所以应尽量选择凉拌或快炒的做法。

鱼本来是低脂肪高蛋白的食物，但若是选择煎炸鱼、铁板鱼，不但脂肪含量大增，而且蛋白质在高温下还可能产生致癌物质。所以要选择清蒸或烧制的做法。在烹调方法中，凉拌、蒸、焯、蘸酱、炖等无油或少油的做法最值得推荐，而煎、炸、油焖、烧烤等高温高油方式则尽量回避。

口味：让各种口味菜肴搭配出现

中国人饮食讲究色香味俱全，味就是甜咸酸辣，这不仅让餐桌更加丰富，也能让食者尝遍各种口味。对于特别"咸"与"甜"两种口味，一定要多加警惕。"咸"是食盐放入太多，直接增加了钠盐的摄入。而"甜"往往是糖等，也会在无形中增加隐形卡路里的摄入。

口味要清淡，清淡的菜肴避免了过多油、盐、糖、辣椒等的摄入，清淡的菜肴没有"重口味"调料的掩盖，可以让你更清楚地看出原料的好坏，避免吃到不新鲜甚至变质的食材。

饮品：白开水和淡茶水是不错的选择

减肥除了吃，喝也很重要。最理想的饮品是白开水、淡茶水。水是一种没有卡路里的饮品，大家尽管喝。人不能缺了水，但如果总是喝饮料，尤其是碳酸饮料，那最终结果只能是肥胖。很多人都喜欢喝豆浆、酸奶或者自己熬的酸梅汤、绿豆汤，虽然这些都是不错的饮品，但大家要注意，正常的酸奶是不含有任何糖分的纯酸奶。如果是饮料类酸奶、果味酸奶是一定不可以的，而且如果自己熬的饮品放糖就一定会导致肥胖。至于水果，生吃当然是最好的。吃一个苹果饱腹而且可以摄入很多维生素，但如果不愿意吃，喝果汁的话首选是鲜榨，但也不建议多喝，因为糖分含量太高。所以，多选健康饮品，远离那些对身体无益的食品添加剂勾兑出来的饮料。同时在吃饭过程中不要又吃又喝，一定要饭前喝水或者汤，饭中和饭后半小时之内不要大口地喝饮品，也不要吃汤泡饭或者水泡饭，这些都是容易导致肥胖的饮食习惯。

🍲 运动：甩掉"蝴蝶袖"，收获纤纤手臂

第一个动作：原地跑过程中，双手举起然后落下，落下时要前后摆动。左手放前边，右手放后边，然后再交换。持续 3～5 分钟。

第二个动作：原地跑过程中，小臂向上抬起，上臂贴着耳朵，十指交叉，循环做 3～5 分钟。

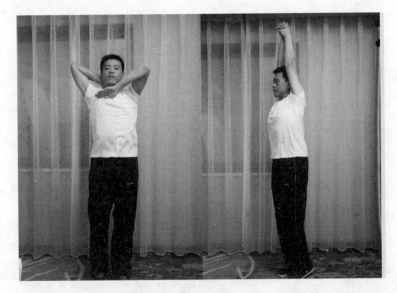

第三个动作：原地跑过程中，双臂置于脑后，右手扶着左手肘，左手扶着右手肘，双臂左右摆动 3～5 分钟。

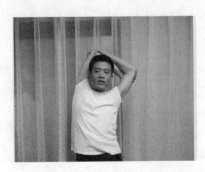

🍲 生活方式：让自己爱上运动

运动是最好的减肥方法，不但能减肥瘦身，还能增强身体素质。那么怎样运动才能健康减肥？又怎么才能让自己爱上运动呢？下面为大家介绍一些方法。

1. "微型"健身运动

即使你工作很忙，也应该可以抽出10分钟左右的时间去做一些运动，这样可以使你的身心保持一个良好的状态。虽然每天做1遍微型运动就有助于强化你的健身习惯，但如果每天能有时间做3遍，还有助于减掉多余的体重。每天见缝插针进行健身的人能够比坚持常规的30~45分钟健身项目的人积累更多的健身时间。如果你无法保证散步1小时，那么不如一有时间就出来运动，哪怕只有10分钟也可以。日积月累也是有好处的。

比如，女性喜爱逛街，逛街也是最受女性欢迎的放松方式，其实散步逛街本身就是一种很好的运动。很多女性逛街少则一两个小时，多则三四个小时，这样不停地走动可以增加腿部力量，消耗体内大部分热量，达到健身效果。比起健身房里枯燥的器械训练，逛街让女性在不知不觉中锻炼了身体，还愉悦了心情，是两全其美的健身方法。

跳绳、踢毽子等运动一个人就可以完成，人多更有意思，其实就是这样简单的运动，一样可以锻炼到全身。这样的运动不需要太大的空间，也没有什么技术难度，是大家锻炼瘦身的方便之选。

我当初自己在家里做减肥操，也是有能容纳一个人的地方就可以，不受外界天气影响，而且在家锻炼更易坚持。大家一般对外界环境是排斥的，那么家里有自然的温馨感觉，所以减肥一样可以在家里完成。长时间坐办公室不运动的女性最担心体质下降，那么爬楼梯是又一简单可行的方法。对于久坐的女性来说，一天多次、每次花几分钟时间做爬楼梯运动，可增加脉搏跳动次数，增强心血管功能。这一方法贵在坚持，每天都要爬楼梯才会有好的效果。也可以在家里做做我的减肥操，每个部位都可以锻炼到位，在看电视、听音乐的时候就可以减肥，而且比爬楼梯更轻松，不枯燥，很有趣味性。

2. 学会奖赏自己

我认识一位阿姨，在坚持健身两个月之后给自己买了一双新鞋，6 个月后买了一身新运动衣。奖励机制可以很简单，生活中的任何东西都可以和健身结合起来。

3. 给健身留出时间

每天合理安排好工作学习之后，利用休闲时间去健身。可以通过闹铃的方式去提醒。当你每天在相同的时间做相同的事时，就能逐渐养成习惯。一旦形成了固定的模式，每天的健身就会和公司会议一样重要了。在早上健身的人会比在午后或晚上健身的人获得更好的效果，因为人在早上精神会更集中，体力也更充沛。

4. 记下自己的进步

坚持记录每天三餐和早晨空腹体重的人更容易瘦身。我让我的学员每天上午必须汇报昨天的三餐和运动前后的体重变化以及当天早晨的空腹体重。我会基于他们的反馈来了解他们前一天饮食运动是否做到位，而通过今天早晨的空腹体重，其实就可以很客观地反映学员昨天的表现。

养成良好的记录习惯的学员比不记录的学员减肥的成功率提高20%，因为记录就是自我监督。当一个月后再来看记录的表格，就会对一个月的饮食、运动、体重情况一目了然，有利于调整计划，提高减肥效果。

5. 目标要高，但不能高不可及

无论是打算跑5千米还是去打一场篮球赛或者去游泳1小时，设定一个目标无疑可以帮助你更好地坚持下来。如果目标是短期、具体而现实的，如

"我每天要走20分钟"，而不是"我要更努力地锻炼"，就更容易坚持下来。如果你很轻松地就达到了目标，那么应把目标定得更高，并且每4～6周就核准一次，以确保没有偏离正确的方向。大家可以从每天快走半小时做起，逐步提高运动时间和强度，慢慢随着体质增强而定更高的目标。因为减肥最少需要锻炼半小时，而快走相对来讲是最轻松且有效的有氧运动方式。

6. 制订备用方案

健身时大家一定曾经因为各种原因拖延或者放弃过，有些是主观的，有些是客观的，所以就必须从现在开始准备一套备用方案。在记事本里记下克服"健身障碍"的方法，无论何时遇到困难，都能做到有备无患。最重要的是，不要一遇到阻碍就放弃。你也许会这样想，"我今天没时间去健身，并且周末也去不了，所以干脆停下来算了，下周一再开始"。其实大可不必因为错过了一两次健身而感到愧疚，要学会接受事实，错过就错过了，只要明天更努力就可以了。

7. 天天锻炼

要想把健身变为一种日常习惯，就不要连续超过两天不去健身。其实减肥主要是前半个月会感到有难度，如果前半个月你很积极，你就会从心态和时间上逐渐接受这种生活方式，日后只会越来越轻松。每周只健身1～2次的人比每周健身3～4次的人更容易半途而废。因为健身会越来越有效果，越来越让人喜爱。

8. 多种运动选择

人对于某种健身运动的热情可能会在几个月内消退，所以我们应该学会驾驭自己的运动热情。如果你觉得没有了热情，或无法再提高了，就马上换一种运动形式吧。可以请一位私人教练来帮你每月制订一次健身方案。比如，和孩子一起去学习武术或参加舞蹈课程。职业教练认为，随着体质增强，你会有更

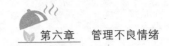

多精力去参加其他运动，同时还有助于保持较高的主动性。人的身体会在几周之后适应某种运动形式，这段时间就是"运动周期"，过了这段时间，就很难再收获明显的效果，除非你做出改变。

9. 找一个合适的伙伴

跟朋友一起去健身有助于更好地执行健身计划，但这并不代表任何一位朋友都能做到这一点，你的朋友应该有着更高的健身自觉性。你应该找一个比你有动力且已经坚持锻炼一段时间的人去配对努力，而不是找个比你懒惰、比你还能吃爱睡的人去监督你。两人或者多人的运动坚持起来会轻松而且自觉性较强，同时能相互支持、相互鼓励，从群体责任感中受益。

🍲 如何不反弹：买小一号的衣服

日本一家网站日前做了一项关于减肥的调查，盘点女性最想减肥的时刻，并统计出了每一种情况的人数比例，依次为：

No. 1 穿衣服感觉紧绷时 25.3%

No. 2 称体重时 20.6%

No. 3 被旁人说"你是不是胖了"时 14.6%

No. 4 恋爱时 9.8%

No. 5 感觉到自己体型开始变化时 6.7%

No. 6 有想穿的衣服时 4.8%

No. 7 开始羡慕瘦体型的人时 3.8%

这项调查针对 22～34 岁的 316 名职业女性进行。在占据第一位的"感到自己的衣物有点紧绷"的回答中，最让女性纠结身材的时刻是发现过去的牛仔裤有些穿不上时。另外在称体重时，比过去增加了的体重数字一目了然，也是能够让女性下决心减肥的一个瞬间。还有些时候，就算女生认为自己发胖不要紧，但是朋友们突然说"你好像有点儿胖了"，也一定会让女生备受打击，暗自下决心减肥。

从调查结果中可以看出，在穿衣服感觉到紧绷时，女性才更多关注到自己的身材，并最能够萌生出想要减肥的决心。所以你可以给自己的男朋友或者女朋友去买一件价格较高的而且是她（他）喜欢的衣服送给她（他），同时故意买小一号。当对方穿上自己虽然喜爱但却紧绷的衣服后会刺激她（他）减肥的决心。瘦到标准的朋友买衣服时也要买一些显身材的衣服，这样更有利于时刻提醒自己保持体重。

| 第七章 |

多激励、多调整、多分析

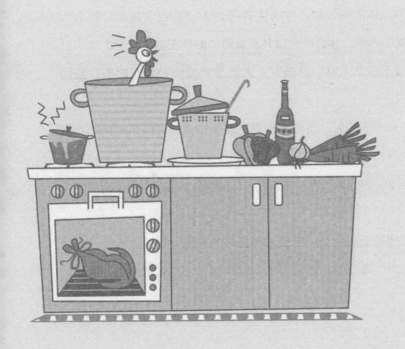

第二十二招 自我分析法

我们总是说减肥，但看到桌子上的美味食物后，又总是陷入矛盾中，总是想吃饱了再减肥，我们又被击败了。而此时，减肥二字又一次离我们远去。是的，没有控制住，明天再减肥。夹起一片薄薄的肥肉，伴随一小片蔬菜，轻轻放入口中，体会脂肪和各种维生素在37℃下的混合效果，体会美味的食物滑过喉咙的感觉，体会混合后其在食道中的存在感。减肥的念头已在这种美味的刺激下荡然无存。但总有一天肥胖者会因为当初的不自控而痛苦。

当你发现自己体重下降时，当你发现自己瘦下来竟然可以穿更美的衣服时，当你被别人称赞性感时，当你跑步几千米都不觉得累时，你应该为你的美丽和身体素质而鼓掌，因为你击败了你自己身体的惰性，但凡克服了惰性的人都会健康美丽！

一个人如果希望减肥成功，一定要进行良好的自我分析，分析自己的体质，分析自己的体重下降或者上涨的原因，从而对症下药，放松心态，争取早日成功。

第二十三招　性格减肥法

不同性格选择不同运动

1. 善于交际的人

外向善于交际的人，喜欢与人交往，可以去找一群人跳舞、爬山或者打篮球。总之如果你外向，你有朋友，只要你们都热爱运动就没问题。如果你热爱锻炼，但没有同样热爱运动的朋友，你可以上网找找相关的社群或者组织，一定有和你有同样兴趣的人。这样不仅拓展了朋友圈，还可以让你今后的锻炼更加轻松愉快。

2. 内向独来独往的人

喜欢独来独往的人，往往不喜欢应付他人，与他人交流，就会觉得非常不爽。因此他们适合自己锻炼，比如，去操场跑步，在家做减肥操，去健身房锻炼，等等。

3. 超级工作狂

工作狂一般时间很紧张，他们也会控制好自己的时间做一个很好的协调，他们往往喜欢一些团队活动。如果实在太忙，比如仅有 10 分钟的话，可以选择踢毽子、跳绳等不需要器械且在任何地方都可以锻炼的方式。工作狂类型的人最好要在办公地点或者住址附近有一个健身场所，这样可以不浪费路上的时间而满足自己健身的需要。

4. 独立性强的人

独立性强的人往往不想依靠他人做事情，而喜欢自己独立做，这种人的自制能力非常强，不妨试试跑步、举重、骑自行车、游泳等。一般这些运动是这种人的最爱。

不同性格的人如何调整饮食

1. 以吃为乐者

症状：对食物乐在其中，视减肥为畏途，心情不好时就吃东西，将食物当作治疗坏情绪的良药，尤其爱吃糖果、巧克力、蛋糕等甜食。

药方：

- 当你食欲大增时，建议你喝一杯水，稍等五分钟，这样做可以有效地减小食量。
- 吃东西时细嚼慢咽，好好品味你的食物，而不是狼吞虎咽，一下子就吃进一大堆食物。小口小口吃会让你有饱足感。
- 吃一些合理的替代食物。比如，吃一个番茄来代替蛋糕，吃一个苹果而不是喝一杯果汁。

2. 缺乏恒心者

症状：没有确定的饮食习惯，对节食计划无法坚持到底，有时能够严格控制自己的食欲，遇到压力或情绪低落时却又大吃大喝，尤其喜好垃圾食品。

药方：

- 请注意保证你的食物结构中有合理的营养成分。
- 尝试节食1~2天，然后在第二个周末尽情吃喝，这样既可以平衡一下心理，又无伤节食大计。
- 当你偶尔未遵照节食计划时，不要过于自责，写下原因和你的感受，让自己心里好受一些。
- 食品尽量每日购买，但一定要少买，多吃新鲜食品。

3. 过于严苛者

症状：过于严格自律，即使自己体重正常也还坚持节食，只有把食物的营养成分弄得一清二楚之后才会品尝美味。在这种情况下你需要放松自己，宽慰自我。

药方：

- 找出原因，你在担忧什么，为何要这样严格束缚自己。
- 适当放松对自己的严格限制，试着打破那些条条框框，避免节食过度，要记住过度节食同样会损害身体。
- 偶尔放松一下自己，买些新鲜的食品来慰劳自己，体味轻松饮食的乐趣。

饮食：在外就餐注意事项

1. 少吃西餐

西餐大多为薯条、牛排、汉堡等油炸或者膨化食品，饮料也基本都是碳酸饮料，含有大量致胖的油脂，若长时间食用，运动量又小，很容易导致肥胖，应尽量少吃。

2. 吃水饺、小笼包要先沥掉汤汁

有些商家会在水饺或小笼包的肉馅中包上绞碎的肥肉，可以增加口感，但却是减肥者的大忌。所以，如果选择吃水饺、小笼包时，最好先用筷子戳破饺子、小笼包的外皮，倒出汤汁后再吃，可以避免吃下过多的油脂。

3. 宁愿剩下也不勉强吃完

大家点餐时一定要基于自己的食量。如果是集体用餐，你就更没必要多吃，因为你没必要让大家知道你是大胃王，为了美、为了健康、还是节制一下。可将剩下的饭菜打包带走，千万不要为了不剩菜而在吃饱的情况下还在吃。

4. 不喝勾芡的汤汁

勾芡食物的热量很高，所以吃米粉、面条时记得用筷子吃，不要用汤匙捞着吃，不喝剩下的芡汁。

♨ 运动：彻底摆脱大象腿，收获完美腿型

第一个动作：原地跑过程中，双腿向左右摆动，持续 1 分钟。

第二个动作：原地跑过程中，双腿向前后摆动，持续 1 分钟。

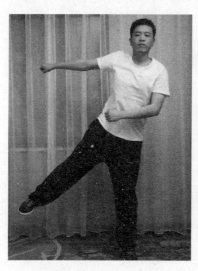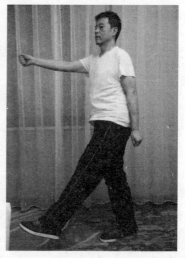

♨ 生活方式：中老年人更应该注意身材

随着年龄的增大，人体各组织会出现不同程度的萎缩，代谢速度也会跟着降低。因为中老年消耗的热量要远远低于年轻人，所以，这时期的进食量要远远少于青年时的进食量，否则必定会导致热量过剩。平时的时候一定要少吃高脂、高糖类的食物。

俗话说，有钱难买老来瘦。有专家指出，身材纤细的老年人要比身材粗壮的老年人更健康。然而，有些老年人在追求纤细身材的过程中采用了一些比较极端的方法，反而使身体不健康，所以老年人瘦身也要讲究科学。

大家去公园或者健身房可以看到，正在锻炼的中老年人都不算太胖，但是很多人身上都用上了加速脂肪燃烧的"利器"：保鲜膜、束腰带、不透气的衣裤，并努力地跟着健身教练的动作做。不一会儿，一个个都累得气喘吁吁、大汗淋漓，一个小时的快速锻炼，让不少中老年人不得不中途退出，而其他人也累得筋疲力尽。

"这种高强度锻炼不适合每一位中老年人。他们更适合低强度、持续时间长的运动，如慢跑、散步、简单的健身器械等，这些运动不会增加心脑血管的负担，也利于瘦身。

中老年"四足四少"减肥原则

1. 碘的摄入要足量

碘是人体不能缺少的矿物质，碘缺乏时，人会出现甲状腺功能减退的症状，新陈代谢会降低，脂肪的分解速度因此会减慢，甚至会因此不再分解，这样一来，不仅不能减肥，反而还会不断增肥。所以，中老年减肥期间，一定要保证碘的足量摄入，只有这样才能保证正常的代谢速度，并预防黏液性水肿的发生。中老年人平时可以多吃些含碘的食物，如海带、海鲜等。

2. 纤维素的摄入量要充足

中老年人肠胃蠕动消化能力差，很容易出现便秘的症状。要想从根本上治疗便秘的症状，就一定要保证纤维素的摄入充足。纤维素不仅有助于通便，还能防止高血压、动脉硬化和糖尿病的发生。在粗粮、藻类、蔬菜等食物中，纤维素的含量都比较丰富，所以，中老年朋友平时可以多吃些。

3. 钙的摄入要充足

中年人容易缺乏钙、铁、锌、硒等矿物质，尤其是钙流失很快。40岁以后，人体一旦缺钙的话，骨头就会变得又软又脆，一点小的碰撞都有可能造成危险，所以补钙是许多中老年人都面临的问题。要多吃一些钙含量丰富的食物，如豆制品、骨头汤等，必要时可口服钙片或活性钙。

4. 蛋白质和维生素的摄入要足量

人到了中年后，体内的分解代谢能力会加强，对蛋白质的消化利用率却会下降。所以，中老年人平时一定要保证蛋白质的摄入量充足，才能满足日常身体所需，平时应该多吃瘦肉、豆制品、牛奶和蛋类等蛋白质含量多的食物。由于中老年人的吸收功能降低，食物中的维生素往往会无法得到充分利用，就很容易导致体内维生素缺乏，而维生素对延缓衰老有着重要的作用。所以，中老年人平时应该多吃水果、蔬菜，必要的时候，还可以服用维生素片。

5. 减少脂肪的摄入

无论什么年龄，动物内脏、肥肉等都要少吃。中老年人尤其要注意，胆结石、脂肪肝患者更要慎重，否则就容易因为一顿饭导致难受好几天，甚至要去医院做手术。所以，中老年人减肥期间应该少吃脂肪含量高的食物，最好能用植物性脂肪代替动物性脂肪。

6. 减少食盐的摄入

食盐中含有钠，尤其北方人做菜偏咸，而且还经常吃咸菜、酱豆腐、干黄酱等食品。很多人一个馒头一块酱豆腐，这样的吃法极其容易患高血压。一般来说，中老年人每日摄入的食盐量应控制在 5 克以内。而高血压和冠心病患者更要控制在 3 克以下。所以，为了健康考虑，中老年人的饮食要尽量清淡。

7. 减少热量的摄入

随着年龄的增大，人的身体各组织会出现不同程度的萎缩，人体的代谢速度也会跟着降低。因为中老年消耗的热量要远远低于年轻人，所以这时期的进食量要远远少于青年时的进食量，否则必定会导致热量过剩，不但不能减肥还会继续发胖。平时一定要少吃高脂、高糖类的食物。

8. 减少胆固醇的摄入

胆固醇摄入量过多，很容易导致血管硬化和阻塞，引发多种心血管疾病。蛋黄、动物内脏和动物性脂肪等食物的胆固醇含量比较高，所以，中老年人在饮食中应该多加注意，避免摄食太多这类食物。

中老年人是减肥人群中比较特殊的一类群体，年龄日渐增大，体力活动减少，身体机能降低。所以，中老年人减肥一定要注意健康的方法，千万不能选择极端的减肥方法，不然减肥失败不要紧，关键是容易伤害身体健康，造成无法弥补的损失。如果你的家人中有需要减肥的中老年人，请务必请他们遵循"四足四少"减肥原则，对身体有百利而无一害。

同时，我认为中年人尤其要注意以下四忌。

1. 忌馋

少年长骨，青年长肉，中年长膘。这是人体生长发育的规律。中年人为了预防身体发胖，除经常运动外，尤应注意少吃高脂肪、高糖类的食物。同时，晚餐不要吃得太饱，一般以五成饱为宜。

2. 忌懒

俗话说，"树老先老根，人老先老腿"。中年后随着人运动能力下降、体力下降，会越来越不爱动，这说明衰老正慢慢来临。所以中年人应切忌懒惰，要根据自己的身体和工作情况，经常从事一些力所能及的体育运动和体力活动。适当作些家务劳动，也不失为一种很好的锻炼。

3. 忌愁

中年人承上启下，工作生活负担很重，思想压力很大，容易情绪多变。人的衰老与情绪有很大关系。人要学会生活，压力再大也要合理排解泰然处之，尤其是中年人要多对一些事情想得开，不要过分计较利益得失，不要动不动就愁肠百结，这样也容易因情绪问题而肥胖，开心快乐是人健康的根本。

4. 忌酒

人到中年事业稳定，生活中常常有些朋友或者单位应酬，有时难免饮酒过度，有的人甚至一日无酒便食不甘味。殊不知，酒精摄入过多会损害肝脏功能，影响肾、脾和消化系统健康。为此，中年人最好戒酒，非饮不可时，宜饮些低度酒，或以茶、果汁代酒。

如何不反弹：9 个窍门助你减肥成功并保持体重

1. 迈出你的脚步

这听起来简单，但是简单并不意味着容易。

减肥成功后，你需要慢慢把运动作为一种生活习惯。你需要牢记的是：尝试去适应它，并且坚持下去，不为瘦多少，只为健康长寿。

一开始只练习原地跑即可。听起来很简单，如果你超重或身材走样，那么就更抓紧开始锻炼吧。如果你减肥成功也请继续保持一定量运动。

当你逐渐适应并且变得更加健康之后，你能一口气原地跑减肥操 30 分钟也不会气喘吁吁，那下一周就要坚持 40 分钟而且要做标准减肥操。你的身体将会感觉很累——这就是极限（平稳期/瓶颈期）。在此之前你还没有消耗掉更多的脂肪。

要突破极限，你更加需要去做标准原地跑减肥操，最好每天坚持 40 分钟以上。

2. 突破极限（平稳期/瓶颈期）

极限训练是任何训练中都必不可少的组成部分，跑步减肥也不例外。你要为此做好准备，期待它们并且知道该做什么以达到下一个阶段的水平。

间隔训练。当你成为一个更好的运动者，你的身体会需要更多刺激来继续燃烧脂肪。保持脂肪强烈燃烧的一个最好的方法就是间隔跑。间隔跑是摆脱腹部脂肪、促进新陈代谢的理想方法。

对我来说，间隔跑给我带来了巨大的改变，它不仅使我甩掉了困扰我很长时间的多余体重，还增强了我的体能。一旦你开始这样做，你的结果也会是一样的。如果你从未尝试过间隔训练，那么你要小心慢慢来。

作为初学者，开始时，你要用你最大极限的 70%～80% 的能力冲刺跑，时间不超过 30 秒钟，然后慢跑 1 分钟做恢复。重复 8～10 次，整理放松结束。变速跑既可以在快跑时减肥也可以在慢跑时调整，如能长期坚持对减肥很有帮助。

3. 了解你的热量需求

减肥某种程度上来说是一个数学问题，当然也并不复杂，仅仅是卡路里量的问题。你的身体需要多少卡路里来维持热量，又需要减掉多少重量，这些其实都有公式可以计算。（公式也很简单。在你正确的跑步减肥的时候，你需要消耗掉更多的脂肪；这就是你必须先知道自己需要多少热量的原因。这里要说到基础代谢率（BMR）。

基础代谢率（BMR）描述了这样一个数字：如果你一天 24 小时什么也不干只睡觉，那你到底需要多少卡路里来维持你的器官和身体正常运作。这是一个粗略的估计，以便确定你的基本能量需求。

以下是两个不太麻烦的计算公式。

女性基础代谢率 = 661 + 9.6 × 体重（kg）+ 1.72 × 身高（cm）- 4.7 × 年龄

男性基础代谢率 = 67 + 13.73 × 体重（kg）+ 5 × 身高（cm）- 6.9 × 年龄

为了减肥，你必须减少总热量的摄入，无论是通过跑步燃烧脂肪还是控制饮食。当然最佳方法是两种都用。你每天要减少 200～300 卡路里的热量摄入。渐进的方法总是最好的。

4. 设定一个现实的目标

在减肥的道路上，你必须持之以恒地按照目标前进。目的明确、方向感强有助于推动你前进，特别是在你想要偷懒的时候。因此一定要每天制订新的目标。

你的目标应该具有挑战性，但也必须现实。我总是用实践验证我的目标。所以你在设定重要的减肥目标之前，先要诚实地问问自己是否真能实现。

做自己的事情，不要陷入常规减肥目标的陷阱。

事实是，我们每个人都是不同的。对我而言，最佳健康状态、能量消耗和表现的指标，可能对你就不是最适合的。所以你需要设定自己的目标。

最后要加上一个期限。给你的目标设定一个最后期限，这样会增强你对目标的紧迫感，更可能会实现它。无法实现目标的一个最主要原因就是缺乏紧迫感，总是思前想后而不采取行动。

5. 保证营养

要锻炼出你最好的状态，就需要保证充足的营养。但并不需要太多的大餐，只需要选择合适的食物，既能帮助你保持最佳状态，又能甩掉额外的体重。

选择高蛋白、健康脂肪的食物，如麦片、粗粮，特别是鸡蛋作为早餐。当然也一定要吃大量的蔬菜，并且限制含糖量较高水果的摄入量。一周最好吃两次水煮菜，每天的蔬菜种类最好能超过三种。

6. 坚持长时间锻炼

针对 12 万名跑步者的一项健康研究表明，每周跑步里程最长的人都是瘦子。因此，如果你真的想要收获完美体形，就要有目的地增加每周跑步的里程，增加每天运动的时间。

这其实是常识。你跑的路越长，锻炼的时间越长，燃烧掉的卡路里自然就越多。

总的来说，一个普通人每跑 1.6 千米就会消耗约 100 卡路里。所以，如果你选择跑 8 千米，那么你就会燃烧掉大约 500 卡路里。

只是不要太兴奋。大家总觉得难以坚持，所以从现在开始哪怕在家里原地跑都是可以的。我之前也坚持不了室外运动，但我发明了原地跑步减肥操，在家里看着电视、听着音乐就可以坚持。

任何超过 40 分钟的跑步都可以看作是一次锻炼。确切的时间要因人而异。你要找到最适合自己的训练方式并把它养成习惯。

7. 跟踪饮食状况

记录你的卡路里摄入量可以帮助你防止"隐形卡路里"消费和反弹，达到更好的减肥效果。日记会让你保持在正轨上，而你也会学会对自己入口的东西负责。我当初减肥会每天把三餐写在纸上，而且我是先写后吃。比如，我预计中午吃什么，我会先写上，然后看纸上表格是否写满就知道今天吃的多少了。如果表格满了，我就自然有一种罪恶感。如果不慎吃多了，那也可以通过自己记录的体重来反推前几天的饮食是否出现问题，利于对症下药。

记录卡路里摄入量可以帮助你对抗不健康的零食，从而最大限度实现你的营养目标。

8. 有耐心

俗话说，欲速则不达。

瘦得快不要松懈，瘦得慢不要气馁，遇到平台期先对症下药找清楚原因。任何人减肥都不可能每天体重都下降，总有一些主观或客观原因，只要我们日常饮食、运动都是健康的生活方式就可以了。良好的心态是减肥成功的必备，一定要有耐心，只要开始就必须坚持。我之所以减肥成功，只是坚持了 100 天而已。

9. 闯出你自己的道路

想要追随那些一夜之间改头换面的脚步往往只会感到沮丧，足以使你放弃你的减肥计划。

为了减肥成功必须从今天开始积极行动，首先，让运动成为一种习惯，然后试着每天吃一顿健康早餐。这些习惯最终会叠加，直到建立起你想要的生活方式。

因此，如果你还没有行动，那么请相信我，只要你选择了健康的路径，肯定会到达你的目的地。

第八章

控制食欲的心理调适法

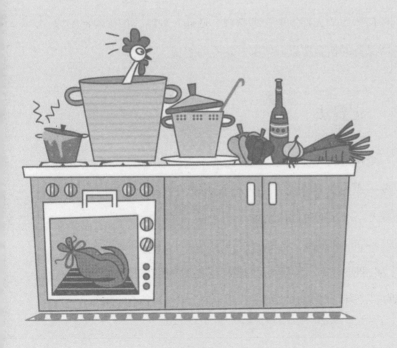

第二十四招 监督法

肥胖者应尽量避免单独进食。在亲朋好友当中，"聘请"几个对自己有影响的"监督员"。这样，他们可以控制你的饮食，既不会让你空着肚子，也不会让你敞开肚皮吃。如果身边总有人提醒你卡路里超标，或者一些朋友是瘦人，总不忘与你分享他们的饮食心得，你将因此而受益。一般情况下，父母要给孩子合理膳食，并不是孩子长身体就必须大鱼大肉，这种溺爱会害了孩子的。而任何年龄、任何体质的人都需要合理膳食、低油、低脂，每顿饭都不要吃太饱，这是长寿所必备的饮食要素，大家一定不要忽视。

第二十五招 定餐法

如果你经常在一个特定的环境里吃东西，比如，边看电视边吃零食，久而久之，就会形成只要一看电视就想吃东西，不管饥饿与否。根据肥胖者的特点，应只在一定的地方、一定的时间内就餐。

取消一些会增加食欲的额外刺激，形成进食的单调气氛。比如，独处或固定地方就餐，来增加节食行为出现的频率。只有当我们越来越有办法控制对食物的摄取时，减肥才不再只是神话。当然除了对饮食的节制外，适量的运动也是必不可少的。

第二十六招 饮水法

多喝水、会喝水一定是减肥必备的，缺水不利于健康，而喝水太多则易导致浮肿，所以如何科学喝水是减肥朋友必须掌握的学问。

1. 清早喝水减肚腩

在夜晚睡觉的时候，身体在排泄、呼吸的过程中消耗了体内大量的水分，在早上起床后，人的身体会处于生理性的缺水状态。所以早晨起床后喝杯淡盐水、温水、苏打水等都对身体有好处。这些水能够加速肠胃的蠕动，把夜晚积累的体内的垃圾、毒素、代谢物排出体外，从而达到减小肚腩的作用，也有助于缓解便秘。早晨起来不要喝凉水，以防引起肠胃不适。减肥的朋友更不要喝饮料，因为饮料对减肥是很不利的。

2. 饭前喝水减小胃口

饭前喝水能够增加饱腹感，并减少食物的摄入量，长时间的坚持，胃口自然就会变小。很多人习惯吃饭时一口水一口饭地吃，其实那样是极其错误的方法。大家一定要注意餐中、餐后不要大量饮水，否则会增加肠胃负担，容易肥胖也不健康。很多人吃面条或者盖浇饭时把肉汤菜汤和饭一起吃了，这更是错误的，因为面汤和盖饭的汁一般都含有大量的油和盐。我自己在减肥期间很少吃面条类带汤水的食物，吃菜也是和米饭分开用两个碗吃，不会搅拌在一起，从而使我在饮食期间没有摄入多余的油和盐，减肥效果很好。

3. 下午喝水减赘肉

在下午的时候，人往往会感到困倦和疲劳，也容易产生吃东西的冲动，此时，更不要摄入高热量的食物，这个时候，摄入身体的食物就只能形成脂肪。我们可以通过喝水来驱散这种疲惫的情绪，也很好地控制想吃东西的欲望。而且在吃晚饭的时候，你也不会吃太多了。

4. 渴了先喝水

锻炼后一般都会很渴，尤其是夏天，这种情况下很多人都会从冰箱里拿出冰镇饮料或者汽水大口喝，这是错误的做法。其实你生理上并不是想喝饮料或者汽水，而是渴了，所以运动后最好喝白水。如果愿意喝凉的，冰箱里可以准备些凉水。

5. 睡觉前不要大量饮水

很多人晚上喜欢喝水，因为晚上没事会看电视或者娱乐，这样就不知不觉地拿出饮料喝，其实那是在不知不觉的过程中摄入了很多卡路里。我们晚上在家休息的时候要和上班时一样，最好每隔半小时就起来伸伸腰，扩扩胸，家里散步 5 分钟喝口水，这样可以促进血液循环。如果一直坐在一个地方好几个小时，不仅对腰椎颈椎不利，而且也容易肥胖。但睡觉前严禁大量喝水，因为马上入睡没有给水分充足的代谢时间，全部淤积在体内容易浮肿。而且很多人有早晨称体重的习惯，如果晚上喝水太多第二天体重会上涨，从而影响心情。

第二十七招 点到为止法

有时候为了促进血液循环，加快代谢，简单的按摩招数也需要掌握。利用碎片时间就可以轻松操作，既可缓解心理压力，也有助于减肥成功。

- 方法 1：将食指按在人中穴的部位，在 10 秒钟之内，快速按 30 下。这种方法可以让胃部不再有很强烈的饥饿感。
- 方法 2：当你想吃零食时，不妨用食指与中指的前端按压手腕内侧，然后沿着拇指下方的部位慢慢按压到小指。
- 方法 3：当你忍不住想要大吃一顿的时候，不妨用食指和中指的指尖按压胸围肋骨和肚脐之间的中心点，在 10 秒内做 30 下。此法可使胃部产生饱胀感，有效削减饥饿感。

- 方法 4：碰到紧张或压力的时候，你可能会食欲大增，这时两手掌心相对互压，从食指下方一直压到肘关节部位，可消除紧张情绪，减缓压力。

- 方法 5：当便秘的时候，每天早晨起床后用先顺时针后逆时针的顺序按摩腹部 5 分钟，同时敲打带脉（肚脐两侧的位置），有助于促进肠胃蠕动。

- 方法 6：很多人在不知不觉中发现，自己腰部的赘肉越来越多。其实，这也说明你的带脉力量不够强，不能约束腰部赘肉生长。就好像我们的腰带坏了，没有办法扎紧裤腰一样。用力敲打带脉可以促进肠道蠕动，缓解便秘，促进消化，抑制腰间赘肉的生长。

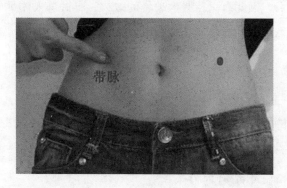

第二十八招　五步法

既轻松又可以坚持的运动一定程度上也可以坚持得更久，有利于减肥。大家可以尝试一下五步法，掌握良好的姿势一定会让你运动时不觉得累，而且事半功倍。

1. 加大每一步的步幅

如何通过走路减肥呢？首先要把背、腰、胸挺起来，两脚10个脚趾朝向行走的方向，每一步都用脚趾头用力去走。每一步都要让全身的肌肉运动起来，要有把人弹起来的感觉。大步走路时，你要尽量地大摆臂，尽力前后直臂摆平。一定要精神饱满地去走，速度要慢慢加快，千万不要散步。很多老年人晚上相约一起溜达半小时，出去一边聊天一边散步，路上遇到个熟人还停下几分钟，这样对减肥是没有效果的，因为走路强度太低或者不能持续40分钟以上均没有太大意义。

2. 用力去走好每一步

我们所说的用力走也就是指"使劲走"，使劲走对减轻体重、消耗血糖有着相当明显的效果。"使劲走"最少可运动人体50%的肌肉，因为人体50%的肌肉都在下半身，因此有保持肌肉总量的效果；可锻炼人体50%的骨骼；可刺激人体50%的神经；可按摩人体50%的经络。所以大家走路要有力度，有劲头。

3. 每天固定走路的时间

每天走路的时间应该相对固定，使之成为你生活的固定模式。而最佳的走路减肥时间应是下午3点到晚上9点（特别是糖尿病患者更要遵守这一点）。每次最少40分钟，1~2小时最佳。

4. 每天固定走路的路线

最好每天固定走路的路线，因为朝着一个固定路线走，不容易被旁边的风景所干扰，有助于快走。而经常去一些陌生的路线一般会看看附近有什么玩的吃的，容易分散注意力而导致强度变低。

5. 每天固定走路的步频

每次走路的速度要尽量一致。每天最好像列队行走一样"一二一"有节奏地去走。每个星期不能少于 5 次，每个月看看效果和完成情况，再定下个月的目标。

运动能减肥吗？答案是肯定的，一定要端正心态，相信健康减肥，相信自己的体质一定可以增强。而快走是最轻松的减肥方式，适合刚开始减肥的朋友和中老年人等群体。

第二十九招　始终如一法

每个减肥者刚开始减肥时，无不是满怀雄心壮志，发誓将减肥进行到底。可是当体重下降不理想时，有些人开始失去信心，自暴自弃，认为自己是个失败者。这是不对的，我自己减肥成功最主要的原因就是我坚持了 100 天，无论中途遇到什么问题决不半途而废。因为我坚信只要我每天合理饮食，合理运动，天天坚持，那减肥成功是必然的。我关心的是几个月或者半年后我的成功，而并不会因为偶尔哪几天的体重上涨而苦恼。因为我坚信只要始终如一，不放弃不拖延，最终结果肯定的要么体重下降，要么体质增强。当你每天注意低油、低脂饮食，当你每天坚持锻炼，哪怕身体有时候在调整体重没有下降，但你的健康指数也会增加，你应该坚信，度过平台期后你的体重一定会下降得更快！

除了确立信心，持之以恒，减肥者还需要了解一些科学知识。下面，我把我认为减肥需要掌握的几个重要知识点与大家分享一下。

1. 基础代谢率（BMR）

基础代谢率是指人体在安静状态下维持生命所需的最低热量。简单来说，若你的基础代谢是 1200 千卡，意味着如果你整天在睡觉，没有任何其他活动，一天也会消耗 1200 千卡热量。

为此，那些追求极端饮食的减肥者要注意了，当你想通过不吃东西来减少热量摄入时，身体就会启动自我保护程序，即通过降低基础代谢率来尽量减少热量的消耗。所以尽管你吃得少了，但身体消耗也减少了。另外，身体长期处于饥饿状态会引起小肠绒毛增生，吸收面积变大，这是身体应付饥饿的一种应激反应。一旦恢复正常饮食，食物吸收率会比之前增加许多，反而起不到控制热量的作用。

此外，体内脂肪的代谢有如乌龟爬行，肌肉的代谢则好似猛虎下山。身体中肌肉比例越大，代谢率越高；而脂肪比例越大，代谢率越低。每天适量的运动有助于保持肌肉、提高身体的基础代谢率，而节食尤其极端节食则会使肌肉流失，基础代谢率降低。

2. 脂肪代谢

当能量摄入超过能量消耗时，多余能量便合成为脂肪储存在体内，反之则动用储存的脂肪，使其分解供能。

体内脂肪在被分解利用时，需要经过动员、水解、游离脂肪酸（FFA）的运输、骨骼肌对血浆 FFA 的摄取及线粒体对 FFA 的氧化分解等复杂而漫长的一系列过程。因此，脂肪代谢注定是一个需要一定时间的缓慢过程。

改变不良的生活习惯，尤其是饮食习惯。非疾病导致的肥胖无非是摄入大于支出，所以现在提醒你检查一下自己的生活习惯是否存在问题。如果你不想继续沉沦下去，那就下定决心改变吧！

尽量减少在饭馆就餐的次数，开始学着自己在家做饭，这样做有以下几个好处。

（1）可以控制油脂摄入。选择含不饱和脂肪酸的植物油，每次做菜的用量可以自己控制，当然是越少越好。

（2）可以搭配健康的食材。减肥饮食最重要的是降低脂肪和热量摄入。因此，要多选择一些低热量、高营养素的食材，如蔬菜、水果、瘦肉、豆类、奶类等。

（3）可以采用健康的烹饪方法。炸、煎、烤属于不健康的烹饪方式，如果自己做菜，可以多用焯、烫、蒸、煮、炖等健康的方式，以减少营养素的流失，同时还可控制油脂的摄入。

此外，还要根据自己的情况制订一个运动计划。运动的好处太多了，不要以没有时间或者没兴趣作为借口逃避运动。肥胖的我们应该好好反省一下，为什么会到今天这种地步？如果在控制饮食的基础上再尽量增加自己的活动量，减肥成功指日可待。我们要做的就是把它坚持下来，成为自己生活习惯的一部分。而大家一定要记住，我减肥成功只有一个原因，就是我瘦得快不松懈，瘦得慢不气馁，我真正地坚持了 100 天！

🍲 饮食：吃饭速度过快应该改正

吃饭快的人其实已经在不经意间摄入了过多的卡路里。肥胖的根本原因不只是卡路里摄取过量，而是自己内心的态度。有些人经常会在不知不觉间吃得很快，这种人很容易把吃这件事当作一种消除压力的方式。在我看来，虽然他们很想尽快把压力赶走，但是却不去寻找解决压力的办法，只是随随便便找个方式宣泄压力，因此才会不知不觉地越吃越快，最后变成了大胃王。

但是，吃东西不但不能解决压力，反而会给自己带来更大的压力。我们可以在用餐前稍停片刻，说声："慢点吃！"仅仅养成这个习惯，就能够让每一餐都变成健康饮食。

吃饭一定要多咀嚼，咀嚼这个行为，除了可以把食物细分、变得容易吞咽之外，也能借由消化液让食物变得容易被消化。不过，咀嚼的意义还不只如此。向大脑发出食物要进入消化道的预告，也是咀嚼的功能之一。大脑收到通知后，就会对胃部和肠道下达指令，提高它们的运作机能，让消化液与荷尔蒙开始分泌，等食物一到达，肠道便能快速地进行吸收。虽然咀嚼的次数越多，时间就会花得越多，但是这样才能有效地运用肠道的时间，让肠道的压力获得疏解。

下达这个指令的就是副交感神经。当副交感神经被增强后，不仅肠道，就连我们的内脏也会感到放松。因此，战场上那种处于极度紧张状态下的士兵，会有想嚼口香糖的念头。

透过咀嚼，送达大脑的血液量就会增加约20%。此外，咀嚼也可帮助抑制食欲，降低想吃零食的冲动，还有改善记忆力、注意力以及辨识功能的作用。

吃饭太快的其他不良影响

1. 食物营养不够均衡

我们进食的速度在一定程度上与食物的类型有关。当我们只吃精细白软的食物的时候，本身就无须过多地咀嚼，自然也就吃得快了。而粗糙、含纤维多的食物，不经过咀嚼难以吞咽，一定程度上就增加了我们进食的时间。

因此，当我们进食太快的时候，其实也就意味着我们进食的食物不够多样化，蔬菜少，水果少，粗粮、豆类等食物没有，全部是精白米饭、面食、肉类等，甚至只是泡面、速冻饺子等。食物的营养不够均衡，营养价值低。进食习惯直接反映了饮食习惯，长期如此，身体健康肯定会受到影响。

2. 增加患慢性疾病风险

经常进食精细白软的淀粉类食物，加上吃得太快，身体血糖的上升速度也会有所增加，胰岛素的压力增大，这样的饮食习惯对于预防糖尿病没有任何好处。经常以精白淀粉食物搭配肉类，这样的饮食搭配难以控制血脂。加上现代人缺少运动，会使脂肪肝、高血脂、糖尿病等慢性疾病的患病率大大增加。

3. 容易患癌

咀嚼食物的时候，唾液充分搅拌可以杀灭不少有毒的物质。但是当我们经常性地进食速度太快，自然就减少了咀嚼的时间和次数，在一定程度上也就增加了患病的风险。另外，长期营养摄取不均衡，只吃加工精细的食物，就不能提供膳食纤维，而膳食纤维可以促进身体排出致癌物质，提供预防癌症所需的抗氧化成分。所以吃饭太快会使患癌的可能性增加。

建议每一口饭至少要咀嚼 15 次以上再咽下，充分的咀嚼可以帮助肠胃对食物的消化和吸收，降低肠胃的负担，更有利于肠胃健康。

运动：怎么运动最有效果

减肥期间的运动要讲究原则和方法。只有掌握正确的方法，遵循对的原则，脂肪才会离你而去。

1. 形成规律的运动时间

无论您选择早晨、中午、下午还是晚上锻炼，都要有一个科学规律的运动时间和运动习惯。运动时间的选择有以下几点注意事项：第一，早晨不要空腹锻炼；第二，中午锻炼注意在饭后 1～2 小时后进行；第三，下午锻炼如果是 16:00～19:00 之间，应注意适当补水；第四，如果选择晚上锻炼，也要在饭后 1～2 小时进行，但最晚不要超过 22:00，运动不要太剧烈，以免影响睡眠。

2. 无氧运动与有氧运动相结合

有氧运动可以消耗脂肪，而且能锻炼基本体力。无氧运动可以增加皮肤弹性，而且能增强肌肉的力量，因此成为运动减肥的重要着力点。有氧运动与无氧运动相结合会使减肥不易反弹。

3. 运动前的热身尤为重要

热身是各种运动课程中非常重要的部分，目的是让身体进入运动状态。热身运动可以使体温逐渐上升，加强肌肉的力量；提高血液输送至肌肉与关节的速度，有助于使血液中的含氧量增加；使心肺功能做好运动的准备，以便能做有氧运动中较激烈的运动。热身运动应该包括一些伸展运动，以舒展各类肌群，比如活动手腕、脚腕、关节，压腿、扩胸等简单的运动。经过热身运动，肌肉的伸展状况会较好，能够避免肌肉的疲劳与受伤，如扭伤与肌肉的裂伤。不要认为热身是在浪费时间和精力，在时间不足的时候，也不可以省略热身运动。热身运动以五分钟左右出点微汗为宜。

4. 胖人运动需护腰

对于胖人来说，由于身体重量太大，所以腰椎承受的压力是瘦人的好几倍。如果突然进行大量的运动，会在短时间内给"倦怠"的腰增加过大的压力，导致腰椎无法承受，可能出现腰椎间盘突出等症状。胖人尤其应谨慎做伸展运动，它能造成腰部的肌肉损伤。特别是弯腰摸脚趾这个动作，最好不要去做。胖人在做力量训练时也应特别小心，一是不要勉强尝试太大的重量，二是在运动时一定要确保自己的姿势正确。进行较大力量练习时，建议使用腰带，以起到固定腰椎的作用。体重特别重的人运动应该循序渐进。

5. 运动一定注意膝关节

很多人减肥喜欢约着朋友一起爬山，以求减轻体重。最近美国有专家研究发现，肥胖者在爬山过程中，因体重大使膝关节和踝关节部分承重过大，在爬山过程中极易受到损伤，出现踝关节肿痛、膝关节炎症性疼痛等症状。如发现有膝关节疼痛情况，最好放弃爬山等运动，选择游泳、快走、有氧操等能较好保护膝关节的运动。运动时注意加强大腿的力量，这样能有效减轻膝关节损伤。

6. 超负荷运动不可取

减肥切记不能着急，有些朋友总是一开始心血来潮，减肥的第一天运动强度特别大，结果第二天肌肉酸痛，在家里休息两天后放弃了，这样是没有意义的。强度太大容易坚持不了，坚持不了就容易放弃，如果没有一个正能量的人监督鼓励，很容易失败。为了成功减肥，必须根据自己的健康状况、体力和运动熟练度，适当地调节运动时间和运动强度。在开始运动的前几周内，初学者或者长期没运动的人，应该通过简单的运动放松僵硬的肌肉。一般情况下，以第二天不感觉疲劳为宜。

7. 每次运动时间控制在 50～90 分钟

有些朋友每天只抽出 5 分钟时间去跳绳，或者中午和朋友吃饭后以特别慢的速度散步 10 分钟，这样是无法减肥的。至少 30 分钟强度适中的运动才可以燃烧脂肪，1 小时最佳。如果希望瘦得更快可以增加一些时间，强度要适中。

8. 选择自己喜欢的运动才能坚持下来

每当开始新的运动项目时，有些人会问"这些运动是不是减肥的最佳运动?"其实，这些人中途放弃运动的概率比较大。我在减肥的过程中可以坚持的重要原因是热爱且轻松。首先对运动不能排斥，减肥必须合理运动，这是常识。但运动不是我们想的那些难以坚持的健身房冰冷的器械，也不是教练的魔鬼训练，而是你选择自己喜爱的运动，如跳舞、打羽毛球、踢毽子。而我当初喜欢打篮球，我就每天早晨打两小时篮球作为晨练的项目，效果很好，因为热爱所以坚持。每天下午我在家里看着电视剧做减肥操很轻松，锻炼后体重马上下降也很高兴，每天都有一种期待感。在运动的过程中，必须把享受快乐作为第一目标，这样才能更易坚持直至获得完美的减肥效果。

9. 别忘了最后的拉伸运动

和锻炼前热身一样，锻炼后的拉伸运动也是锻炼的重要部分，适当做点拉伸运动可以减少肌肉僵硬和疼痛现象。"静态拉伸"是跑后拉伸运动中最有效的办法。所谓"静态拉伸"指的是：让身体做出拉伸动作，并静止保持 30 秒以上。比如，锻炼后双手双脚展开扶着墙站一分钟，这样全身舒展的状态有助于肌肉恢复，或者每天晚上锻炼后用热水泡脚也有助于血液循环。

🍵 生活方式：一定要掌握正确的喝水方法

水是生命之源，还可以美容养颜，但前提是，你要正确喝水。喝水用的杯子、喝水的量、喝水的时间间隔、喝什么水等，都与健康、美丽密切相关。

杯子怎么选

1. 别用金属材质的杯子喝咖啡

金属材质的杯子适用于大多数情况，其含有的金属元素通常状况下比较稳定，但在酸性环境下有可能溶出，因此用于喝咖啡、橙汁等酸性饮料并不安全。

2. 塑料杯最易藏污纳垢

塑料杯也应该是不受欢迎的一种。因为塑料中常添加增塑剂，其中含有一些有毒的化学物质。用塑料杯装热水或开水的时候，有毒的化学物质就很容易稀释到水中，并且塑料的内部微观构造有很多的孔隙，其中隐藏着污物，清洗不净就会滋生细菌。所以，在选购塑料杯时，一定要选择符合国家标准的食用级塑料制成的水杯。

3. 一次性纸杯暗藏潜在致癌物

一次性纸杯只是看起来卫生、方便，其实产品合格率无法判断，是否干净、卫生，用肉眼也无法辨识。从环保的角度来讲，还是应该尽可能少用一次性纸杯。有的纸杯生产厂家为使杯子看上去更白，加入大量荧光增白剂，而就是这种荧光物质可使细胞产生变异，一旦进入人体就会成为潜在的致癌因素。那些不合格的纸杯一般杯身都很软，倒入水后容易变形，有的纸杯则密封性差，杯底会渗水，这很容易让热水烫伤手。更有甚者，当你用手轻轻触摸纸杯内侧，能感觉到上面粘着细细的粉末，手指的触摸处也会变成白色，这是典型的劣质纸杯。

不要等口渴了再喝水

有人说，我这一天都没有出汗，为何要喝水？想想看咱们在冬天呼出去的热气，那是什么？水！人体无时无刻不在产生隐性失水。有人说，我并不觉得口渴，为什么要喝水？等到你有口渴的感觉，身体已经缺水。水分在人体中比重较大，哪怕很轻微的失水都会让人体不适。当人体失水 1%～2% 的时候，身体的口渴机制就开始发生作用，伴随着口渴，我们会感受到轻度不适，食欲下降。当缺水达到 3%～4%，我们会感觉到口干，排尿量减少，工作效率降低。失水达到 4%～8%，除了有上述症状，还可能出现皮肤干燥、身体乏力、烦躁等症状。当失水超过 8%，可能会出现高热、精神恍惚。当失水量超过10%，甚至可能危及生命。长期饮水不足，慢性低水平脱水会导致白内障、心肌梗死、脑血栓、慢性疼痛等一系列健康问题。保持体内稳定且充足的水分，对健康十分重要。

该如何喝水

1. 清晨一杯温开水

很多人都听说过早晨喝一杯水对身体有好处，所以有人喝盐水，有人喝蜂蜜水，还有人为了美白喝柠檬水。到底喝什么水最好呢？人体经过了一晚的代谢，体内的垃圾需要一个强有力的外作用帮助排泄，没有任何糖分和营养物质的温开水是最好的！如果是糖水或含有其他营养物质的水，就需要时间在体内转化，不能起到迅速冲刷机体的作用。所以，清晨一杯清澈的白水是排毒妙方。如果是夏天，多喝一些绿豆汤更有助于排毒。

2. 餐前一杯水

餐后半小时喝一些水，或者不喝水可以减肥，有人会有这样的误区。如果想减轻体重，但又不喝足够的水，这样会使身体的脂肪不能进行代谢，其结果是体重反而增加。体内的很多化学反应都是以水为介质进行的。身体的消化功能、内分泌功能都需要水，代谢产物中的毒性物质要依靠水来消除，适当的饮水可避免肠胃功能的紊乱。你可以在用餐前喝一些水，一方面可以加强身体的消化功能，另一方面可以助你保持身材。

3. 感冒应该多喝水

每当感冒的时候，就会听到医生嘱咐："多喝水呀!"这句医嘱对于感冒病人是最好的处方。因为当人感冒发烧的时候，人体出于自我保护机能的反应而自身降温，这时就会有出汗、呼吸急促、皮肤蒸发的水分增多等代谢加快的表现，这时就需要补充大量的水。多多喝水不仅可以促使出汗和排尿，而且有利于体温的调节，促使体内细菌病毒迅速排泄掉。

4. 咳嗽就要多喝热水

如果出现咳嗽、有痰这样的症状，很多人都会感到憋气、难受，痰液难于咳出。这时候有什么好的办法来缓解呢? 就是要多喝水，而且还要多喝热水。首先，热水可以起到稀释痰液，使痰易于咳出的作用；其次，饮水的增多增加了尿量，可以促进有害物质的迅速排泄；另外，还可以缓解气管与支气管黏膜的充血和水肿的症状，使咳嗽的频率降低。这样的话，人就会感到舒服通畅很多。

5. 胃疼喝粥"水养护"

有胃病的人，或者感到胃不舒服，可以采取喝粥的"水养护"措施。熬粥的温度要超过60℃，这个温度会产生一种糊化作用，软嫩热腾的稀饭入口即化，下肚后非常容易消化，很适合肠胃不适的人食用。稀饭中含有大量的水分，还能有效地润滑肠道，荡涤肠胃中的有害物质，并顺利地把它们带出体外。

6. 便秘就要大口喝水

便秘的成因简单地讲有两条：一是体内宿便没有水分，二是肠道等器官没有了排泄力。前者需要查清病因，日常多饮水。后者的临时处方是大口大口地喝上几口水，吞咽动作快一些，这样，水能够尽快地到达结肠，刺激肠蠕动，促进排便。记住，不要小口小口地喝，那样水流速度慢，水很容易在胃里被吸收，产生小便。

7. 高频喝水安烦燥

人的精神状态如果和生理机能相联系，有一种物质是联系二者的枢纽，那就是激素。简单地讲，激素分为两种：一种产生快感，一种产生痛苦。大脑制造出来的内啡肽被称为"快活荷尔蒙"，而肾上腺素通常被称为"痛苦荷尔蒙"。当一个人痛苦烦躁时，肾上腺素就会飙升，但它同其他毒物一样也可以排出体外，方法之一就是多喝水。

如何不反弹：坚持健康的生活习惯

瘦身成功后，很多人会认为终于可以解脱了，得到解放了，不用再继续吃苦受累了。往往这个时候，稍不留神，就会功亏一篑。很多人下了很大的决心，花了很多精力来减肥，但减肥后的反弹让很多人丧失了信心和勇气。

那么为什么减肥后容易反弹呢？

首先，因为有的人认为瘦身成功后体重会自然保持。

其实，这只是一种偷懒的想法，也是一种理想主义的想法。大多数人只是在坚持瘦身的这一段时间体重会降下来，一旦停止努力，体重又会回到原来的水平，甚至还有可能超过以前。所以减肥不难保持难，瘦身成功之后，不能觉得自己已经很成功了，便停止运动、胡吃海喝。因此，掌握科学的运动与饮食方法，维持运动饮食平衡很重要。我瘦身成功也就是100天减肥100斤之后，也怕反弹。所以我又花了差不多3个月时间过渡，这段时间就是保持体重阶段，这也是很多人忽视的一个阶段。这段时间我没有停止运动，只是把锻炼的时间和强度逐步往下降，每个月锻炼的次数和时间在缩短，差不多由之前的每天一次减肥操、每次 1 小时，下降到一周 5 次，每次 40 分钟。饮食上虽然没有减肥期间那么严格，但仍然在保持体重阶段注意低油、低脂，晚餐清淡，不为了减肥更为了健康。在后续的时间里，我又编排了一些塑形操，减肥操和塑形操在各个阶段发挥不同的作用，目前已经形成体系。在这段时间里，我还是每天早晨称空腹体重，发现基本维持上下一两斤浮动，很正常。所以最终在科学的饮食知识和运动体系的支撑下，至今我一直保持体重多年不反弹。而且现在我三餐都吃，也不刻意去花时间锻炼了，形成了一个易瘦的体质，这才是真正的减肥成功。

其次，因为很多人有不健康的生活方式。

例如吃减肥药、减肥食品以及节食、断食等。而且节食过程很是辛苦，瞬间强大的心理围墙会被击垮，然后会大吃大喝，随之而来的就是自己内心的罪恶感。接着，新一轮的减肥大作战又拉开帷幕……这样体重升升降降会导致身体的基础代谢率下降，而且反弹回来的大都是脂肪。因此，光靠节食来减肥的人很容易反弹。相反，运动可以提高人体内的基础代谢率，这也是维持体重的最好方法。将运动纳入减肥计划的人，可相对稳定地维持一定的基础代谢率，比较不易反弹。所以如果你没有打算通过合理饮食配合适当运动来减肥，请不要开始，否则很容易失败或者反弹。

那么，如何保持瘦身之后的体重呢？

秘诀一：良好的生活和饮食习惯

一个良好的生活饮食习惯影响一个人的方方面面。因此，吃饭的时候，要真正做到细嚼慢咽，不要狼吞虎咽，这不仅有助于消化，也有利于养生。吃八分饱，无论是出席多么盛大的宴会，还是有多么喜爱的食品、饮料（尤其是酒），不要暴饮暴食，要有节制。同时每天吃饭定时定量，忌饥饱不定、暴饮暴食，在正餐之间饿了可以食用一个水果。最为重要的一点是食物要多样化，不要偏食。主食可以是五谷杂粮，搭配各种青菜。另外，提倡清淡饮食，多多喝水，还应吃大量的蔬菜和水果，这样可以获得更多的维生素、矿物质和膳食纤维，也可及时弥补水分的不足。另外，可以每天坚持记录饮食日记，把自己的三餐和每天早晨的体重记录下来进行分析，这样可以起到监督的作用，也可以锻炼自己的毅力。

秘诀二：坚持规律、适度的运动

虽然有些运动减肥慢但保持体重还可以，这样的运动项目有很多，可以选择快步走、晨跑、健身操、散步、游泳等。除此之外，上下楼梯、打扫卫生、打乒乓球、打羽毛球、跳舞等，都能够达到消耗脂肪、控制体重的目的，而且，这些运动都很有利于保持身材。

秘诀三：保持良好的心态

有好的心态，才会有更大的收获。如果每天都在怨天尤人，估计不但不会减轻体重，还会因为情绪的影响而暴饮暴食，导致体重不断上涨。因此，无论减肥还是保持体重，保持良好的心态，乐观且积极向上都是助你成功的要素。

| 第九章 |

培养易瘦性格

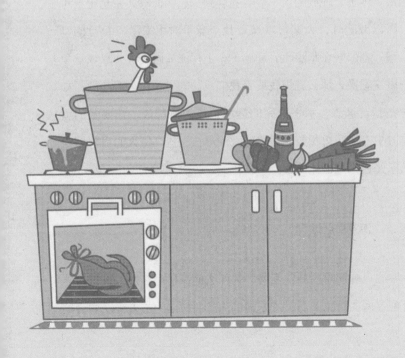

第三十招 设假想敌法

减肥其实最重要的不是如何饮食和运动，而是有好的心态。我不止一次地告诉我的学员，其实合理饮食加运动可以减肥，但为什么很多人减肥失败呢？只是因为他们知道怎么做而心中却没做好准备！在我的减肥群里只要有新学员加入，我都会找一个和他体重相当甚至地域相同的学员让他们互相PK，一起比赛，因为同样年龄、体重、地域的人一般容易聊到一起，而有人一起比赛可以互相促进减肥。所以减肥时，大家可以试着找个竞争对手来激发自己的动力，环顾整个健身房，把那些在跑步机、动感单车上挥汗如雨的人想象成竞争对手；如果在家里做减肥操，那么就把我或者我们成功的学员作为假想敌；如果打球，你就把那些刻苦训练、水平很高的运动员作为假想敌，你要做的就是，比他们在锻炼时更专注、更积极，锻炼的时间更长一些。每天的目标就是击败假想敌，让大家知道你是最棒的！

第三十一招 不攀比法

很多人都喜欢拿自己和明星模特比身材，为什么他身材那么好，我却这样呢？其实，明星光鲜亮丽的形象背后，却是他们为此而付出的常人难以体会的艰辛。你只看到了他们或曼妙或强健的身体，却没有看到他们为了保持身材而整日在健身房挥汗如雨。没有无缘无故的胖，也没有无缘无故的瘦。唯有合理饮食和运动，坚定信念，持之以恒，超越自我，才能减肥成功。所以我建议大家，每天按照固定目标做好自己该做的即可，至于减肥的速度每个人情况不同，不要盲目攀比，要坚信减肥成功的一定是坚持到最后的那个人！

第三十二招　专注法

很多人工作很忙，有时候忙到连吃饭的时间都没有，可能会一边吃东西一边工作。其实，这样是不利于减肥的，因为你不专心吃饭，就会囫囵吞枣，这样会导致消化不良，残留食物堆积，也就对你的新陈代谢造成阻碍，让减肥的效果大打折扣。

另外，你吃饭时看电视或玩手机，对食物的味道和满足感会下降，这会导致你吃得更多。有研究显示，当人们将注意力放到食物以外的事情上时，吃饭时会多吃大约几百卡路里的食物。

所以减肥无论是心态还是饮食运动都需要专注，这样才可以朝着一个目标长期坚持努力，事半功倍。

第三十三招　反击法

有一种失败叫作我认命！很多人其实不胖但却被别人叫作胖子，于是心理压力极大，以为自己真的是胖子，开始变得懒散，最终越来越胖。所以很多胖子是被叫出来的！这不是玩笑。美国佛罗里达州立大学的研究用事实告诉大家：被叫胖子真的会发胖！这项实验把体重差不多的6000人分为"肥胖"与"不肥胖"两组，两组只是称呼不同其实体重一样。研究结果显示，被称为肥胖的一组人半年后的发胖概率是"不肥胖"组人的 2.5 倍。所以研究报告认为，被称作"胖子"会对人产生心理暗示，让这些人在潜意识里认为自己就是"胖子"，于是身体各方面习惯越来越趋近于胖子，因为他们从心理上已经接受自己是个胖子。

那么我认为，不想被叫胖子就用瘦来反击！之前我的体重是 125 千克，很多人给我起外号，很多人歧视我，我最终做的就是 100 天减肥 50 千克。现在没有人再歧视我，只有羡慕和赞赏！如果你不胖，别人是不会无缘无故叫你胖子的。不想被叫胖子，不想变得更胖，那就用努力瘦的坚持和最终瘦的成果来堵住他们的嘴。所以我希望大家从现在开始就奋起反击，打一场消灭赘肉的反击战！

第三十四招 冷静法

肥，一般都是吃出来的！所以，减肥，就一定要减食。但，对于看到食物就犯蒙的姑娘们来说，忍住，简直就是天大的难题。记住下面这 7 种方法，让你看到食物的时候能冷静一下。

1. 学会嫌弃食物

多关注一下食物的材质与味道，如太油了、太咸了、太腻了、太甜了。对食物做出评判，只要你判断出这顿饭对健康是否有利就能决定是否要多吃。

2. 尝试饥饿

试试 4 小时不要吃任何的食物，包括零食，比如，上午、下午或者晚上睡觉前的 4 小时内。尝试饿一会儿，再饿一会儿，让身体尽量减少发出饿的信号，这样慢慢地就可以控制你的食欲。其实大家不要忽视信念的力量，很多事情只是习惯没养成，不是你身体做不到。

3. 定时定量

如果需要减肥那必须定时吃饭。如果吃饭的时间总是不固定，身体都不能保证一个正常的代谢，那一定会影响减肥效果。今天吃多明天吃少，这样的习惯更不利于减肥。我当初减肥的那 100 天有个很好的习惯，就是每天无论体重下降多少，我吃饭的时间和吃饭的量都是一致的。

4. 慢慢吃

把吃饭时间延长为至少 30 分钟。无论食物美味与否，都像美食家一样去细细品味。

5. 忠于自己

如果你想的话，隔段时间可以给自己来顿大餐，一直吃到确实觉得撑。别犹豫，去吃吧。你从此拥有了活力，从而能够在今后的日子里自行调节。

6. 不要被干扰

吃饭的时候就专心吃饭，练习有规律地中途休息。停下一段时间用来说话和倾听，然后继续吃饭，渐渐地，两者就能自然而然地形成交替了。

7. 学会节制

有三个方法来实现有节制且有意识地进食：放慢吃饭的速度，将注意力集中在食物的味道上，将多余的食品留在盘子里；减少盘中菜的分量，边吃边问自己吃饱了没有；减少每餐中菜的数量或者每个菜只吃一小份。

第三十五招　抵抗无聊法

减肥过程中难免枯燥，那么大家要尽量让自己的注意力集中在感兴趣的事情上，或者运动过程中也可以开发一些新的花样。

1. 积极的自我暗示，每天跟自己说"我瘦了"

例如"我想减肥，这样更好看"，"苗条可以让我更加自信"，"这样能让我的白马王子对我一见倾心"……不断地给自己减肥的理由，你就会发现减肥的好处，也就自然会有更多的积极性，而成功减肥也就不再无聊且更容易！

当然，这里还涉及一个减肥动力的因素。无论做什么事情，缺乏动力是不可能成功的，而减肥也是一样。动力是成功减肥的主要思想力量，也是能让你坚持减肥之路的重要条件。所以，尝试着每天都跟自己说说"我瘦了"！

2. 唱歌减肥

很多人喜欢唱歌，下班后如果去唱卡拉 OK，或者在家里拿起麦克风唱歌1 小时，比躺在床上要好很多。

为什么说唱歌可以减肥

唱歌时的基本呼吸方法是腹式呼吸法。这种呼吸法可以充分利用腹部肌肉的收缩效果，促进新陈代谢，同时也可使腹部的肌肉结实。使用腹式呼吸法的时候，横膈膜的活动可以调节空气的吸入和呼出量，脂肪分解时所需的氧气便能充分地被吸收，这些都有助于脂肪的燃烧。

减肥专家做过一项研究，一个人唱完一首歌后的氧气消耗量，和跑完 100米后的氧气消耗量相当，也就是说唱一首歌等于跑了 100 米。

比如，一首张惠妹的《三天三夜》可以消耗 19.3 卡路里；迪克牛仔的《忘记我还是忘记他》可以消耗 19.1 卡路里；陈慧琳的 *Automatic* 可以消耗12.9 卡路里；席琳迪翁的 *My Heart Will Go On* 可以消耗 13.5 卡路里。

唱歌所涉及的运动过程

第一步，吸气。用口、鼻垂直向下吸气，将气吸到肺的底部，注意不可抬肩，吸入气息时使下肋骨附近扩张起来。背部要挺立，脊柱几乎是不动的，但

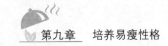

它的两侧却是可以动的，缓缓将气吐出。

第二步，吐气。在唱歌的过程中永远保持吸气的状态，控制住气息徐徐吐出，要节省用气，均匀地吐气，这就是所谓气息的对抗。在呼和吸的过程中，要注意呼吸僵硬的感觉，整个身体及表情都应该是积极放松的。

第三步，唱歌时要有气息支持点。支持点也就是声音要有一个立足的地方，这个立足点也就是以横膈膜及下肋两侧做支持点。歌唱发声时，这种声音不但悦耳响亮，而且能强弱自如地做出各种变化来。

选择歌曲有什么讲究

- 节奏。歌曲的节奏越快越强，消耗的热量越多。例如，摇滚乐就比抒情歌曲消耗的热量多。
- 旋律。歌曲的旋律高低起伏越大，消耗的热量越多。
- 长度。歌曲越长，消耗的热量越多。
- 语种。歌曲的语种为非母语时，消耗掉的热量更多。
- 音量。歌手的音量越大，消耗的热量越多。
- 音调。歌手的音高也称音调，唱歌时调子越高，所消耗的热量越多。
- 风格。通俗演唱风格"以情为主"，民族演唱风格"以字为主"，美声演唱风格"以声为主"。因此，一般而言，在同等条件下，美声唱法所消耗的热量最大。

唱歌减肥的注意事项

在唱歌的过程中，太卖力或者没有掌握好正确的发声用力，会造成我们的喉咙发痛，甚至声带损伤的情况。用喉咙唱歌不仅会引起我们的身体疲劳，而且对热量消耗是没有作用的，我们应该掌握更好的演唱方法和呼吸方法，既不损伤声带，又能轻松唱歌、成功瘦身。这才是我们的最终目的。

每天下班回到家，来一首劲爆的歌曲，既可以缓解一天的工作压力，又能愉悦身心，还有跑 100 米的减肥功效，实在是太美妙了。想减肥，就赶紧行动起来吧！

3. 做减肥操

每天在家里轻松地做操，做操后体重马上下降，而且还能增强体质，是不是也很开心。没错，我自己减肥成功的方法就是每天抽出 1 小时去做自创的原地减肥操，不但体重下降，体质也变好了，每天在家里看着电视出点汗轻松又快乐。所以，当大家去室外运动不方便时，可以在家里运动或者尝试一些新鲜的模式。

第三十六招 乐观法

减肥时我们往往都会遇到瓶颈期，瘦了一点之后发现无论是运动还是节食怎么也瘦不下来了，心情烦躁反而有可能会使体重反弹。要知道，运动减肥本身就是一个艰辛的过程，世界上没有任何一件事的成功是一帆风顺的。所以我们在运动的时候，也要及时调整自己的心态，看到了成果自然开心，没有效果也要告诉自己，运动了最起码会增强体质，至于体重只要坚持一定会下降。所以，我们应该更多地在运动中寻找乐趣，让自己快乐运动、开心减肥。

俗话说"笑一笑十年少"，所以人这一辈子最重要的是开心，开心有益于健康长寿。运动的完全呼吸能控制身体的压抑情绪，使人的精神活跃，也能使人处于一种喜悦的状态，产生积极向上的想法。减肥成功后，大家都说我气色比原来好了很多，精神面貌焕然一新。乐观的心态有助于减肥成功，大家从今天开始就快乐起来吧！

饮食：8 种成功控制食欲的方法

1. 奖励自己

奖励你的每个健康行为，而不是奖励体重下降。首先需要设定两个健康习惯，如用水果、蔬菜代替一份高卡路里的精加工零食，或改用较小的盘子吃饭。每执行一次就奖励自己一次。例如，送给自己一次按摩或美甲。今后的每一天，每当你做了一个让自己变得更好的改变，就奖励并记录下来。

2. 正确分辨饥饿

有时候吃东西是因为饿，但很多时候会因为其他原因进食，如沮丧、无聊或被食物卖相吸引。饥饿感源自空空的胃和源自头脑其实是两回事。要正确分辨饥饿，如果不是真的饿了而是心理作祟，那么就应该克制自己不饿而吃的行为。

3. 将诱惑形象化

在你吃薯片、蛋糕等高热量的食物之前，首先设想一下你正在大嚼这些好吃的，包括想象食物的口感、滋味。研究显示，人们这样做了之后，会吃掉较少的分量，因为想象能提供一定程度上的满足感。

4. 四分之一规律

如果你仅仅吃掉四分之一的分量时停止进食，并在 15 分钟内将注意力从食物上引开，感到的满意度与吃掉全部时一样。所以将一块堆满巧克力碎的曲奇掰成几小块来吃，将四分之三放回盒子里，然后随便打个电话、查看电邮或上个厕所，做任何能帮助你分心的事情，之后剩下的四分之三对你就不会有那么大诱惑了。大家在吃东西时尤其是面对零食或者卡路里高的东西控制不住时，要利用四分之一规律，这样能有效控制食欲。

5. 小口慢食

慢慢享受你的第一份食物，至少 20 ~ 30 分钟内别叫第二份。大脑接收到的信号会让你知道自己吃饱了，该信号实际上是从肠传达的，并非来自胃。食物需要一些时间才能到达肠，信号反馈又需要一点时间，将食物分成小份来吃，对过程更有利。一块派可以分 5 口或 25 口吃光，所以何不多享受 20 次呢？不仅让愉悦感加倍，还能迫使你吃得更慢。

6. 充分掂量后果

美食当前时，别想着它的味道有多诱人，而是考虑吃掉它是否能让你感觉更好。附近有一家店的比萨棒极了，但我从来不能从中得到快乐。因为每次要将自己的感受放在首位，如果减肥期间我用 5 分钟时间吃一大块比萨，而因为吃了比萨我要付出 1 小时运动才可以消耗，为了那 5 分钟我需要付出比低卡饮食强度更大、时间更长的运动，是否开心需要衡量。所以我能抵制诱惑，因为我不想收拾残局。

7. 请老公下厨

如果是其他人而不是自己做饭，你有可能吃得比较少，而且感觉上会更可口。例如，给你的老公买条围裙，让他大显身手吧。让他按照你每天的计划定量做饭，这样更有利于实现目标。

8. 在错误中前进

你一个人吃掉了全家桶的炸鸡块，很容易就此失去信心，认为减肥计划完全失败。对于食物以外的事情，我们不会这么想。假如在台阶上摔了一跤，你不会一路滚下台阶。你或许会闯一次红灯，绝不会闯过一连串红灯。关键是及时让一切重回正轨。记住：你不能改变过去，但可以掌控未来。减肥期间如果真的做错了，吃了不该吃的高卡食物，请在当天就加倍去运动，一定要把吃下去的都消耗掉。请记住，一定是当天！

运动：找到你能享受的运动，一定要坚持下去

当我们谈到健身锻炼的时候，有一个因素的重要程度以压倒性的优势超过任何其他因素，那就是——持久。可是，尽管我们很清楚享受锻炼所能带来的全部益处，然而却鲜有人能够持之以恒。对于其实不是特别爱运动但为了变得美不得不这么做的人来说，运动其实是生活中痛苦大于快乐的决定。明明只想回家倒在沙发上大吃大喝，却得逼自己去做累人的事。如果你常常一不小心就败给了薄弱的意志力，那么你就会上了懒惰的当，日后一定会更加吃亏的。下面是一些坚持运动计划的秘诀。

1. 做出本周运动计划

在每周开始的第一天就将本周内在哪一天、什么时间要做的运动做出具体的计划。这可以迫使你在一段时间内同时考虑安排所有的会议、外勤活动及约会。你要确保总有一个时间段是分配给锻炼的。英国的研究人员发现，连续5周坚持计划就能够形成好的习惯。

2. 形成良好的生活方式

锻炼应循序渐进。比如，第一周从30分钟开始，每周增加10分钟，坚持这个原则，甚至是经过一整天忙碌的工作也不能放弃。减肥并不是要以体重秤的数字为目的，而是要形成一种生活方式，使它成为生活的一部分，最终的目的是健康长寿。

3. 打分评定锻炼成果

记录下你每天锻炼后的感受和身体状况。例如，可以采用10分制来给你的心情、体能状况和工作效率打分。而且也要留意你的总体健康指标，如血压、胆固醇含量、甘油三酸酯水平等。这些直接和间接的反馈信息都能够作为在你的锻炼目标涉及改善身体健康状况时的推动力。

如果是健身房锻炼或者参加群体运动，以下方法值得借鉴。

（1）每天我都会问我的健身伙伴他们要去吗。因为不能问了之后还说："哦，我只是问问，我不会跟你去，因为我要回家看电视。"

（2）我会参加课程。如果没有人站在我面前，确定我真的在运动，很可能我就是不会去做，因为我太了解自己了。参加马拉松的很多人都坚持是因为不是一个人跑，所以良好的课程并且有人监督很重要。

（3）我会站在最前面。如果你站在教练面前就会不得已使尽全力。不管是请私教还是参加集体课程，都不要不好意思，减肥失败才是最大的自欺欺人。

（4）我会让教练记得我。当教练来到教室时，我会和他有眼神接触，微笑并打声招呼，离开时也会记得谢谢他们。这么做不仅能体现你的教养，而且还会让你没出现时就被他们发现，下次他们看到你时说出"好久没见到你啰"，你就会发现这是最有效的动力来源。

（5）我会想到自己交了多少钱。成为健身会员的好处是，每多去上一堂课，每堂课的单价就会变得越低。如果我一个月只去一次的话，我就会想到自己根本就是在浪费，这也督促我去坚持。

（6）我会让身边的人都知道自己要去健身。如果办公室的人都知道我要去健身，我就会逼迫自己信守说出的话。有一次我在电梯里跟同事发牢骚说自己好不想去健身房的时候，其中一个人竟然回我："我看了你的文章，你太没毅力了！"于是我就去了。

（7）我会告诉自己运动是给自己的奖励。没有比健身让自己变得更健康还好的事。年龄越大越明白，越胖越拖延，日后越吃亏。

（8）我会找人陪我走去往健身房的路。从办公室去健身房时会经过可以到我家的路。为了防止自己直接往家的方向走，我会拜托（强迫）我的同事陪我走去往健身房的那条路。"我们也许不用一起健身，陪我走路

124

就好。"

（9）我不会预期自己享受每一秒钟。"你不用喜欢，你只要去做就好。"就算有无数个下雨的、寒冷的、令人讨厌的夜晚，让你真的万分不想去运动的地方流汗，而且很多人似乎无论如何都会热爱并享受健身的过程，这让你产生自我怀疑，但事实上你可以偶尔很讨厌这一切的！你只要去做，然后在完成的时候就更加感到骄傲。

（10）我会混合不同的运动。找到让你自己喜欢（或至少能忍受）的健身方法，是持之以恒的关键。但如果每天都做同样类型的运动大概很快就会感到乏味，因此可以尝试让自己去做不一样的事。这会让你感到特别有趣，去健身的过程就会让你心情特别轻松。

生活方式：减肥需要合理安排时间

大多数上班族的困扰是：因为时间安排不是那么自由，更需要好好规划饮食和运动。其实在一般情况下，最好在正餐（饱腹）2小时后再运动，室外运动没时间，可以每天在家里看电视时做我自创的减肥操。

可以按以下方法安排饮食和运动。

1. 早上运动

如果习惯早起，可以在早上运动。但要注意的是，饱腹时运动对肠胃不好，不宜吃完早餐就马上运动。另外，早上刚起来时血糖较低，运动前需要先补充一些能量。因此，早起先喝一杯蜂蜜水或者吃一片面包后再去运动比较好。运动后一个半小时左右再吃早餐。如果时间比较紧，可以在运动结束半小时后吃少量早餐。

另外需要注意的是，冬季早上温度比较低，不宜在很早的时候进行室外运动。而且有些地方早晨空气不好，也不利于运动。早上受血糖、气温等影响，要注意热身，防止运动损伤，同时也要注意保持一定的强度，达到中等强度的运动（微喘，但还能比较顺利地说话）有 30 分钟以上，才能达到比较好的减肥效果。

2. 中午运动

中午是不太推荐的运动时间段。因为这时运动容易影响正常的午餐，而午餐对于减肥来说是至关重要的。

如果其他时段不好安排运动而只能选择中午的话，午餐就要只吃七八成饱，且以清淡的饮食为主。吃饭后可以去室外慢慢散步、呼吸新鲜空气，调整一下疲惫的状态即可。

3. 晚上运动

晚上是最能灵活安排的时段。傍晚 6 点左右吃饭，晚上 8 点左右运动是最好的选择。所以大家在晚上一定要把握好时间，锻炼后出点汗，之后休息一会儿洗个热水澡，看会儿电视睡觉，是比较好的安排。

☕ 如何不反弹：定期检测体重，体重管理持之以恒

保持体重的第一步首先是要减肥成功，减肥成功是瘦到标准体重而不是瘦 10 千克就算成功。所以每个人都要搞清楚自己的标准体重，一定要瘦到标准，一鼓作气地成功是最重要的。同时瘦下来后一定养成每天称体重的好习惯，如果超过标准体重 1.5 千克以上，应立刻加强运动，继续控制饮食，至少要让体重回到标准体重。我觉得无论什么体质、年龄，希望长寿，经常做适当的运动都是必备的。比如，每天走 1 万步或者工作上班能走着就不坐车，能跑就不走。保持体重就像掌握健康的生活方式一样重要，任何人都不能马虎大意。我建议大家日常除了多注意合理饮食和运动之外，养成每天早晨起床空腹称体重的习惯，这对保持体重很有效。

后　记

　　在我减肥成功至今的几年里，我帮数千名学员减肥成功，也见证过很多人减肥成功，我和他们交流过减肥失败的无数种原因。总结来看，大多数人失败主要是心态没有端正，没有掌握科学合理的减肥方法，再加上自身的懒惰。更令我惊叹而伤感的事实是，大多数人在辛苦减肥不久后体重又恢复到减肥前的水平，很多人都曾经历过这样循环往复的过程。其实影响我们减肥成功的最根本原因就是心态。

　　为什么肥胖患者不能长期坚持呢？他们会乱吃乱喝，一些胖友告诉我，他们完全不能自控；另一些人说他们是在毫不自觉的状态下吃东西的，经常不知道自己吃的是什么以及会有什么后果。但事实上食欲高涨并不是饿，也不是饭好吃，是因为人缺乏意志力。从根本上说，一个人吃什么东西是由他的大脑来控制的。就像我们无法抵制困意一样，我们的大脑将战胜我们的意志，从而让我们吃东西。大脑主宰行为，这是任何生物有机体的本能。因此，减肥成功或者保持减肥后的体重需要一个人长期坚持不懈的努力。

　　我在这里不推荐任何时尚流行的减肥食谱，也不推销任何减肥产品，而是从心态入手教你如何控制对饥饿的反应以及如何去坚持运动。更重要的是，我会通过一些方法让你克服心理压力，从今天开始就去掌握一种健康的生活方式，永葆健康！

　　减肥成功其实无须使用药物和其他产品。你只须敞开心怀，严格遵守书中所给出的建议，积极自信并为之付出努力。只要你能持之以恒，就一定会成功瘦身，并持久保持美好身姿。

无论你之前做过怎样的尝试，无论你是怎样的年龄或体质，现在该是你调整心态去为自己的健康努力的时候了。

既然我可以成功，既然也有和我一样的减肥达人，那么，现在轮到你成功了，加油！